妇产科护理必读

李正敏　主编

北京科学技术出版社

图书在版编目（CIP）数据

妇产科护理必读/李正敏主编. —北京:北京
科学技术出版社,2013.5

ISBN 978-7-5304-6003-0

Ⅰ.①妇…　Ⅱ.①李…　Ⅲ.①妇产科学
Ⅳ.①R71

中国版本图书馆 CIP 数据核字(2012)第 148633 号

妇产科护理必读

主　　编:李正敏
责任编辑:吴翠姣　尤玉琢
责任校对:黄立辉
责任印制:张　良
封面设计:晓　林
出 版 人:张敬德
出版发行:北京科学技术出版社
社　　址:北京西直门南大街 16 号
邮政编码:100035
电话传真:0086-10-66161951(总编室)
　　　　　0086-10-66113227(发行部)
　　　　　0086-10-66161952(发行部传真)
电子信箱:bjkjpress@163.com
网　　址:www.bkjpress.com
经　　销:新华书店
印　　刷:保定市中画美凯印刷有限公司
开　　本:787mm×990mm　　1/32
字　　数:200 千
印　　张:11.25
版　　次:2013 年 5 月第 1 版
印　　次:2013 年 5 月第 1 次印刷
ISBN 978-7-5304-6003-0/R·1509

定　　价:28.00 元

编者名单

主编 李正敏

编者 （以姓氏笔画为序）

王　克　支　媛　刘　军

刘　虹　刘春华　苏士萍

李正敏　吴婉华　汪京萍

郑　艳　郑潇潇　段志英

曹歆妮　谢息路

前　言

<<<<<<<<

　　护理学专业的形成和发展与人类社会文化、科学的进步息息相关。随着人们对健康需求的不断增加,护理学已经成为一门成熟而独立的学科。而由于妇产科学分科的深化和各专科理论的发展,对护理工作的专科化要求也日趋提高。妇产科护理人员不仅需要了解妇产科各专科知识,还需掌握娴熟的手术配合技巧。这样,才能搭建一个安全、畅通、有序、高效的工作平台。

　　《妇产科护理必读》由北京大学第一医院妇产科具有丰富临床护理经验的护理人员编写,编者以医学及护理专业五年制教材为依据,同时融入了编者丰富的临床护理体会,将妇产科学相关的护理专科知识分门别类,全面系统地介绍了妇产科护理专业的基础理论、技术操作及新的知识点。全书不仅内容丰富新颖，结构层次清晰，而且具有很强的实用性及较高的权威性。希望为忙碌在临床第一线的妇产科护士们提供理论依据。

本书在编写过程中得到了妇产科领导和所有工作同仁的大力支持，在此一并感谢。

编者在编写过程中虽已竭尽所能，但由于水平有限，如有疏漏，敬请谅解。

编　者
2013 年 2 月

目 录

<<<<<<<

第一篇　妇科护理

第一章　女性生殖系统炎症患者的护理

第二篇 产科护理

第三篇　新生儿护理

第一篇
妇科护理

妇科疾病患者一般护理常规

(1)每日测体温、脉搏 2 次,体温在37.5℃以上者,每日测体温 4 次,高热者按高热护理常规。

(2)正确指导患者留取各种化验标本,并收集后送常规检查。

(3)每周测体重 1 次。

(4)严密观察病情变化及治疗反应,如发现阴道出血、腹痛等异常情况及时通知医生。阴道有出血者保留排出物及会阴垫,留院观察。

(5)生活不能自理者及保留尿管者每日做会阴冲洗或会阴擦洗 2 次。

(6)危重及昏迷者,按重病护理常规。

(7)每日记录大便次数,3 日无大便者可根据医嘱给予缓泻剂。

(8)给予与疾病相关的健康宣教。

腹部手术患者术前护理常规

(1)按妇科一般护理常规。

(2)给予心理支持。

(3)介绍相关手术的名称、术前准备的目的、方法及准备时主动配合的技巧。

(4)讲解有关疾病的知识、术前的注意事项、如何床上使用便器等,提供患者所需要的指导。

(5)行手术区域皮肤备皮,并注意脐部的清洁。

(6)术前一日遵医嘱给予口服泻药,必要时遵医嘱给予灌肠。

(7)遵医嘱给予阴道冲洗及阴道上药,术日给予阴道灌洗。

(8)遵医嘱做药敏试验,将结果记录在病历上。

(9)抽取血液送检做血型检测配血。

(10)术前 1 天做好沐浴、更衣等个人卫生工作。

(11)手术日遵医嘱留置尿管。

(12)指导患者进食高蛋白、高热量、高维生素等饮食,术前 1 日晚 20:00 开始禁食,22:00 后禁水。

(13)保证充足的睡眠,必要时遵医嘱给予镇静剂。

(14)术前 1 日及术日清晨体温超过37.5℃时,通知医生。

(15)术晨取下义齿及贵重物品交家属。

(16)术日准备麻醉床、床旁用物及抢救物品。

腹部手术患者术后护理常规

（1）全麻患者监护到清醒。联合麻醉患者平卧 6~8 小时，注意血压、脉搏，每小时测 1 次，共 3 次，注意伤口渗血。

（2）术后第 1 日进流食（禁牛奶）。肠功能恢复者改半流食，注意出入量。

（3）加强晨晚间护理，鼓励患者多翻身、深呼吸。附件手术 24 小时及子宫全切者 48 小时可协助下地活动。

（4）有沙袋、腹带者术后 16 小时取下。

（5）注意尿管通畅及尿量、尿色的改变。遵医嘱留置尿管。

特别提示

> 一般附件手术 24 小时留置尿管，子宫全切 48 小时留置尿管。保留尿管期间，每日做会阴冲洗 2 次并更换引流袋。

留置尿管后，注意排尿情况，如排尿不畅，膀胱有明显尿潴留者遵医嘱留置尿管。

（6）术后 3 日未排便者，可给予轻泻剂，切除阑尾者禁止灌肠。

腹腔镜手术患者术前护理常规

（1）按妇科腹部手术患者术前护理常规。

（2）做好心理护理,术前宣教,向患者讲解腹腔镜手术的特殊之处,以及可能会引起的不适,使患者能基本了解腹腔镜手术。

腹腔镜手术患者术后护理常规

（1）准备好床单位及全麻术后护理用物。

（2）回病房后,定时测血压、脉搏、呼吸至完全清醒,密切观察有无内出血及憋气、胸闷等病情变化,必要时给予氧气吸入。

（3）术后禁食,患者完全清醒前禁水,术后1日可给予普食。

（4）保留尿管期间注意观察尿色、尿量的变化,遵医嘱留置尿管。

（5）腹腔引流管护理:腹腔镜手术后可能留置腹腔引流管,引流不畅者应认真检查引流管有无扭曲、堵塞。引流不畅可导致手术创面渗血及部分残留的腹腔冲洗液潴留腹腔,致术后发热甚至盆腔积血。

特别提示

> 引流管要妥善固定在床边,且留有一定的长度以防翻身或活动时牵拉移位。

观察引流液的量及颜色,正常腹腔引流液量少,色淡红;若量多,色鲜红,则应警惕腹腔内出血。

(6)腹部胀气的护理:排除脏器损伤因素外,腹胀主要与腹腔内残余气体及肠功能术后未完全恢复有关。护士应主动向患者解释其原因,消除患者的心理压力与顾虑,鼓励多翻身,采取舒适的体位并尽早下床活动,以利康复。数天后若出现急腹症,应警惕有无肠梗阻或肠瘘等发生。

(7)穿刺孔出血的观察与护理:腹腔镜手术后患者回病房时,护士需查看穿刺孔,观察有无渗血及皮下血肿。切口处有渗血、渗液,应及时更换敷料,渗出多时需立即报告医生,不要因观察的疏忽而导致切口大量渗血或形成皮下血肿而影响切口愈合。

(8)术后1日嘱患者适当下床活动,以促进腹腔内残留气体的吸收。

(9)在患者未恢复完全自理前,满足患

者的生活需要。

(10)做好出院指导。

腹腔镜术后肩痛护理常规

1. **吸氧** 吸入 100% 纯氧,2L/min,常规吸氧 6 小时,可适当延长吸氧时间,减少 CO_2 的吸收。

2. **早期活动**

第一阶段(术后 6 小时内):待麻醉清醒,可以做以下运动:①颈肩部按摩;②上肢活动,包括握拳、屈肘、抬臂、旋肩;③胸部运动,包括深呼吸、扩胸运动;④下肢运动,包括膝关节屈伸、抬腿、髋关节外展,以上每个动作 10～15 次。

第二阶段(术后 6～12 小时):继续第一阶段内容但要求有量的增加,同时进行床上全身运动,包括双手支撑床上坐立、自主侧身。

第三阶段(术后 12～24 小时):进行床旁坐立,即双腿着地、双手支撑坐于床沿及协助下床活动,包括协助坐于椅上、扶床行走、扶持室内行走。

第四阶段(术后 24～48 小时):室内及室外自行行走,由被动活动变为主动行为。进食、穿衣、洗漱、如厕等日常生活自行完成,每天 4 次,分别为晨起、上午、下午及睡前各 1 次,每次 15 ~ 20 分钟,尽量选择患者精神好且不影响治疗检查的时间活动,活动量视个体差异而定。

特别提示

> 呼吸训练:采取去枕平卧位,要点如下:①主动、慢用鼻深吸气,使横膈尽量下沉,最大限度地扩张胸腔,使腹部隆起,尽量停顿 1 ~ 2 秒钟。②开始呼气,呼气时嘴唇缩成吹笛状,气体经缩窄的嘴唇缓慢、尽量呼出。③吸气和呼气时间比为 1:2,呼吸频率控制在 7 ~ 8 次/分,15 分钟为一个训练单位,以充分扩张肺部,增强膈肌运动的幅度;增加潮气量。一般训练 30 分钟,两个训练单位间隔 5 分钟,日间训练 2 次/天,时间安排在早上和午后起床前。日间下床活动增加或卧位改变后,疼痛可复现,继续进行呼吸训练,至活动后疼痛完全消失。

宫腔镜手术患者术前护理常规

1. 术前护理

(1)心理－社会支持:主动和患者及其家属沟通,教育疾病相关知识,手术目的与方法,麻醉方法等;及时为患者及亲属解答疑难,讲解手术前后的配合与注意事项;关心、鼓励和支持患者。

(2)手术时间:月经干净,3~7天为宜。此期宫腔分泌物少,视野清晰(对不规则出血的患者在止血后任何时间均可)。

(3)完善手术前检查:全身检查、妇科检查、基础脱落细胞学及阴道分泌物检查。

(4)禁食6~8小时。

(5)镇静:对情绪紧张者可于睡前给予镇静药。

(6)个人物品处置:患者于手术日取下义齿、首饰,贵重物品妥善保管。

(7)身份核对:进入手术室时需核对患者姓名、住院号、所属科室、手术名称及手术带药。

2. 术后护理

(1)手术结束,返回病房时,协助患者过床,麻醉清醒后可进普食。

（2）观察有无恶心、呕吐、腹胀等情况，症状明显者报告医生协助处理。

（3）心理－社会支持：多巡视患者，并与患者及其亲属沟通，使之了解更多手术后注意事项。伤口疼痛时，鼓励和支持患者，指导患者减轻疼痛的方法。

（4）注意阴道流血及腹痛等情况。

（5）注意并发症的观察：器官损伤、出血（必要时保留会阴垫）、过度水化综合征、腹痛、感染等。

（6）活动：拔除各种留置管道后，鼓励患者早期下床活动；术后未能下床活动者，于床上进行肢体活动。

（7）抗生素使用：一般无需抗生素治疗；阴道不规则出血或检查时间较长的患者，遵医嘱给予预防性抗生素，并针对原发病进行处理。

3. 健康教育

（1）注意个人卫生，保持外阴清洁；禁止性生活、盆浴2周。

（2）术后1个月少量阴道流血属正常；阴道流血增多或术后3个月仍有出血须及时就诊。

（3）饮食：高蛋白、高维生素、足量纤维饮食。

阴道手术患者术前护理常规

1. 术前评估　对患者进行评估。重点应对心理、专科状况和全身伴随疾病进行充分评估,并制订对应措施。使患者心理状况稳定;排除感冒与慢性支气管炎等疾病,以免引起腹压增大影响手术效果。

2. 心理护理　将手术过程、预期效果等详细情况向患者介绍,以消除她们的顾虑,帮助其克服恐惧、自卑心理,增强治疗信心,积极配合手术。

3. 术前准备

(1)入院后加强皮肤护理,特别是会阴、阴道的清洁。对清洁度Ⅲ度患者可行阴道擦洗、阴道上药、坐浴,以确保手术按期进行。术前 1 天常规手术部位备皮,手术前晚、手术日清晨用碘伏阴道擦洗各 1 次,并于手术日清晨用 0.2% 肥皂水清洁灌肠。

(2)改善患者的一般情况:加强营养,卧床休息,并教会患者做盆底肌肉、肛门肌肉的运动锻炼,增强盆底肌、肛门括约肌的张力。同时积极治疗原发病,如慢性支气管炎等。

(3)完善各项检查,常规备皮、配血。

(4)饮食指导:术前 3 日给予无渣饮食,术前 1 日给予流质饮食,术前 1 日中午 12:00 以后禁食、禁水。

(5)阴道准备:宫颈有溃疡的,应先治疗溃疡面,待治愈后再行手术。手术日晨用碘伏进行宫颈、阴道穹隆消毒,阴道擦洗时动作轻柔、注意遮挡。

(6)肠道准备:术前晚及术日晨清洁灌肠。若患者年龄偏大,易发生虚脱,护士应严密观察病情变化,必要时协助。对盆底组织严重松弛的患者,因控制能力差,应在处置室备好便器,可采用少量多次灌洗,以达到清洁肠道的目的。

(7)休息与睡眠:术前保证患者的休息,减轻患者的紧张恐惧。护士应了解患者睡眠情况,指导患者容易入睡的方法,必要时给予镇静药,同时保持病房安静,保证患者充足的睡眠。

阴道手术患者术后护理常规

1. 一般护理 麻醉未完全清醒者去枕平卧,头偏向一侧,禁食水。密切观察生命体征的变化,术后 3 小时内每小时测血压、脉搏、呼吸 1 次,至病情稳定,以早期发现有

无内出血和休克,监测体温注意有无感染
发生。

2. 尿管护理 留置尿管时按常规护理。
每天早、晚用 0.02% 的碘伏冲洗尿道口及会
阴 1 次,保持局部清洁。留置尿管后嘱患者
适量饮水,观察排尿是否通畅,有无尿频、尿
痛、自觉排尿不净、尿潴留等情况,指导患者
定时排尿。

3. 会阴伤口的护理 注意阴道填塞纱
布有无渗血,如有异常及时报告医生。术后
24～48 小时取出纱布后注意观察有无出血、
会阴伤口有无红肿,保持外阴清洁。

4. 阴道出血的观察 严密观察阴道出
血量及颜色,可有少量的阴道出血,色暗红。
如出现大量阴道流血且色鲜红要引起注意,
需立即报告医生协助检查处理。

5. 疼痛的观察与护理 术后腹部、肩部
可出现不同程度的酸、胀痛及阴道残端固定
于骶棘韧带后导致的牵扯痛,必要时适量给
予止痛剂。

6. 饮食指导 术后第 1 天可进少量半
流质饮食,禁食产气的食物如牛奶、糖等。
排气后可逐渐恢复正常饮食,适量增加富含
纤维素的食物,保持大便通畅,预防便秘。
术后第 5 天可以口服石蜡油 30ml 使粪便软

化,避免因用力排便而影响伤口愈合,排便后拆线。

7. 预防感染　严格无菌操作,并使用相关抗感染药物。要严密观察分泌物的量、色、性质,保持局部清洁干燥。长期伴有慢性咳嗽患者,要防止感冒引起咳嗽,避免一切增加腹压的因素而影响手术效果。

8. 做好出院指导　通过实施健康教育,使患者了解疾病的预防和保健知识。

(1)嘱患者术后休息 3 个月,半年内免提重物或久站久坐 1 小时以上,以免盆腔血供不良影响恢复。

(2)进食高蛋白、高维生素等营养丰富的食物,多吃蔬菜、水果,预防便秘。术后 2 个月内禁止性生活及盆浴。

(3)可适当给予雌激素,门诊随访复查,3 个月经医生允许后方可恢复性生活。并积极纠正便秘、慢性咳嗽等致腹压增加的情况。

(4)坚持做会阴收缩运动,可强化骨盆肌肉的张力。

(5)若发现骨盆疼痛不适、会阴部有不正常的出血及分泌物,应及时就诊。

第一章

女性生殖系统炎症患者的护理

第一节　概　　述

1. 定义　女性生殖系统炎症是指子宫、卵巢、输卵管、盆腔腹膜、盆腔结缔组织及外阴、阴道、宫颈的炎症。

2. 引起生殖系统炎症的病原体

(1)需氧菌:大肠杆菌、乙型溶血性链球菌、淋菌、阴道嗜酸杆菌等。

(2)厌氧菌:脆弱类杆菌、消化链球菌、消化球菌、放线菌属等。

(3)原虫:阴道毛滴虫等。

(4)真菌:白色念珠菌等。

(5)病毒:人乳头瘤病毒等。

(6)螺旋体:梅毒螺旋体等。

(7)衣原体:沙眼衣原体等。

(8)支原体:为条件致病菌,是阴道正常菌群的一种。

3. 观察要点

(1)询问患者病史

1)既往史:如月经史、婚育史、性生活史及生殖系统手术史。

2)现病史:观察阴道分泌物的量、颜色、性状是否改变;有无外阴痒痛、肿胀、灼热感。发病后有无发热、寒战、腹痛及排便、排尿的改变。

(2)症状

1)下生殖道感染:外阴、阴道瘙痒,白带增多且性状改变,有特殊的味道或不规则阴道出血。

2)上生殖道感染:不规则阴道出血、腰骶部疼痛、盆腔部下坠痛,严重者可出现恶心、呕吐、腹胀、腹泻等腹膜炎的症状。

(3)体征:不同部位的炎症可出现下列不同的体征。

1)外阴:局部充血、肿胀、糜烂、溃疡、皮肤增厚、粗糙;有抓痕、压痛;阴蒂、大小阴唇、肛门周围、尿道口、阴道口等部位有无乳头状疣,丘疹或斑疹。

2)阴道:阴道黏膜炎性改变;阴道分泌物增多且呈泡沫状或豆渣样白带。

3)宫颈:有宫颈抬举痛,宫颈充血、水

肿、糜烂、肥大、息肉、裂伤、外翻、囊肿等。

4)子宫:宫体压痛、反跳痛等。

5)附件:宫旁一侧或两侧压痛且有片状增厚。

4. 护理常规

（1）协助患者做好治疗,使局部症状减轻。

（2）教育患者接受医务人员的指导,使之积极配合治疗。

（3）饮食指导:进食高蛋白、高维生素饮食;避免进食辛辣等刺激性的食物。

（4）保持外阴卫生,避免不洁的性生活。

（5）急性炎症期注意休息,避免过度劳累。

（6）做好心理护理,促进疾病恢复。

5. 护理措施

（1）预防为主,提高个人卫生意识,减少疾病的发生。

（2）正确指导,改正陋习,促进舒适,缓解症状。

（3）正确执行医嘱,保护患者隐私,协助患者完成治疗。

（4）及时沟通,消除患者恐惧和焦虑,做好心理护理疏导。

（5）加强巡视，注意病情观察并做好记录。

（6）加强健康教育，指导患者正确用药。

6. 健康教育

（1）讲解生殖系统炎症发病的原因和预防复发的相关知识。

（2）教育患者养成良好的卫生习惯，保证女性生殖器官不受病原体侵害。

（3）指导患者定期体检，做到早发现、早治疗。

（4）教会患者正确用药的方法及注意事项，保证疗程和疗效。

第二节　外阴部炎症

一、外阴炎

1. 定义　外阴炎主要指外阴部的皮肤与黏膜的炎症。

2. 病因

（1）体液长期刺激外阴，局部经常潮湿。

（2）内衣过紧等造成会阴部透气性差。

3. 观察要点

（1）症状：外阴瘙痒、疼痛、红肿、灼热

感,重者可有外阴溃疡。

(2)体征:局部充血、肿胀、糜烂、有抓痕,重者溃疡或湿疹。慢性者外阴皮肤或黏膜增厚、粗糙、皲裂等。

4. 护理常规

(1)病因治疗:指导患者消除刺激的来源。

(2)对症治疗:若有溃疡可用抗生素软膏涂抹。

> **特别提示**　　局部使用 1∶5000 的高锰酸钾溶液坐浴,水温在 40℃ 左右,每次 15～30 分钟,每日 2～3 次。

5. 护理措施

(1)治疗指导:教会患者坐浴的方法及注意事项。

(2)健康教育:指导患者注意个人卫生,纠正患者不正确的饮食及生活习惯。

6. 健康教育

(1)讲解引起外阴炎症的原因及预防护理的相关知识。

(2)指导患者保持外阴清洁、干燥,注意经期、孕期、产褥期卫生。

(3)指导患者做好外阴部的护理,减少局部摩擦和混合感染的发生。

二、前庭大腺炎

1. 定义 前庭大腺炎是前庭大腺的炎症,包括前庭大腺脓肿和前庭大腺囊肿。

2. 病因 常为葡萄球菌、大肠杆菌、链球菌、肠球菌、淋球菌及厌氧菌的混合感染。

(1)急性炎症发作时:细菌先侵犯腺管,管口因炎症肿胀阻塞,渗出物不能外流,积存而形成脓肿。

(2)急性炎症消退后:腺管口粘连闭塞,分泌物不能排出,脓液逐渐转为清液而形成前庭大腺囊肿。

3. 观察要点

(1)症状:局部皮肤红肿、疼痛、灼热感、行走不便,可出现发热等全身症状。

(2)体征:局部皮肤红肿、发热、压痛明显,当脓肿形成时,表面皮肤发红、变薄、可触及波动感、周围组织水肿。

4. 护理常规

(1)急性期嘱卧床休息,局部使用1∶5000的高锰酸钾溶液坐浴,水温在40℃左右,每次15~30分钟,每日2~3次。

（2）按医嘱给予抗生素及止痛剂。

（3）切开术后，局部用引流条引流，引流条需每日更换，保持外阴清洁。

5. 护理措施

（1）教会患者坐浴的方法及注意事项。

（2）指导患者做好会阴部的护理，保持外阴部干燥、清洁。

（3）急性期嘱患者卧床休息，减少局部压迫和摩擦。

（4）注意体温变化，协助医生进行检查、治疗。

6. 健康教育

（1）讲解引起前庭大腺炎的原因及预防护理的相关知识。

（2）指导患者保持外阴清洁、干燥。

（3）指导患者做好外阴部的护理，减少局部压迫和摩擦。

（4）教育患者遵医嘱合理使用抗生素，避免阴道炎的发生。

第三节　阴道炎症

一、滴虫性阴道炎

1. 概述　定义及病因：由阴道毛滴虫引起的阴道炎症。滴虫性阴道炎潜伏期为 4 ～ 28 天。

2. 观察要点

（1）症状：稀薄的泡沫状白带增多及外阴瘙痒，可伴有烧灼感、疼痛和性交痛，如伴尿道感染时，有尿频、尿急、尿痛或血尿。

（2）体征：阴道黏膜充血；严重者有散在出血斑点；白带呈灰白色、黄白色或黄绿色脓性泡沫状。

3. 护理常规

（1）协助患者做好治疗，使局部症状减轻。

（2）饮食指导：避免进食辛辣等刺激性的食物。

（3）保持外阴阴道卫生，避免不洁的性生活。

（4）指导患者注意用药前、后手的卫生，减少感染的机会。

特别提示

　　指导阴道用药的患者在放药前用酸性溶液灌洗阴道后再采取下蹲位将药片送入阴道后穹隆部。

　　(5)指导患者配偶同时进行治疗,如:甲硝唑或替硝唑 2g 顿服。并告知患者口服上述药后需 24 小时或 72 小时禁酒。

　　4. 护理措施

　　(1)指导患者正确阴道用药及配偶用药,防止重复感染。

　　(2)教会患者自我护理的方法,保持外阴清洁干燥,避免交叉感染。

　　(3)治疗期间勤换内裤,避免性生活。

　　(4)及时发现用药后的不良反应,并报告医生停药。

　　5. 健康教育

　　(1)指导患者配合检查,讲解滴虫的特性,提高滴虫检出率。

　　(2)告之患者治愈的标准及随访要求:每次月经干净后复查,连续三次滴虫检查阴性者为治愈。

　　(3)教育患者养成良好的卫生习惯,避免无保护性交,减少疾病的发生。

二、外阴阴道念珠菌病(VVC)

1. 定义　念珠菌在一定条件下侵犯人体组织,引起阴道、外阴的炎症。

2. 病因　80%~90%的 VVC 是白色念珠菌引起的,少数 VVC 可由光滑念珠菌、近平滑念珠菌或热带念珠菌等引起。

3. 观察要点

(1)症状:外阴瘙痒,灼痛,白带呈豆渣样。

(2)体征:外阴有抓痕,黏膜有白色膜状物,急性期可见糜烂及浅表溃疡。

4. 护理常规

(1)基本同滴虫性阴道炎,强调坚持用药。

(2)特别是妊娠期合并感染者,为避免胎儿感染,应坚持局部治疗。

(3)患者治疗同时性伴侣也应进行念珠菌的检查和治疗,以免重复感染。

5. 护理措施

(1)指导患者正确阴道用药及配偶用药,防止重复感染。

(2)教会患者自我护理的方法,避免交叉感染。

6. 健康教育

（1）向患者讲解引起 VVC 发生的因素及疾病治疗护理的相关知识。

（2）为妊娠患病妇女讲解坚持治疗的意义，消除顾虑，配合治疗。

三、老年性阴道炎

1. 定义及病因　由于卵巢功能减退，阴道黏膜萎缩变薄，乳酸杆菌减少，阴道 pH 值上升所引起的厌氧菌的侵入和繁殖而引起的炎症。

2. 观察要点

（1）症状：阴道分泌物增多及外阴瘙痒，灼热感。

（2）体征：检查见阴道呈老年性改变；上皮萎缩；皱襞消失；上皮平滑；菲薄；阴道黏膜充血；常有小出血点。

3. 护理常规　基本同滴虫性阴道炎护理常规，由于老年人阴道放药有一些困难，应将放药的方法告知家属或护士按医嘱给药。

4. 护理措施及健康宣教　同滴虫性阴道炎。

第四节　宫颈炎症

1. 定义　宫颈炎症是妇科最常见的疾病,有急性和慢性两种,临床以慢性宫颈炎为常见。

2. 急性宫颈炎病因　由淋菌、沙眼衣原体感染引起。

3. 急性宫颈炎观察要点　大量脓性白带,腰酸,下腹坠痛,尿频、尿急,体温升高。检查见宫颈充血,肿大,有脓性白带从宫口流出。

4. 慢性宫颈炎病因

(1)分娩、流产或手术损伤宫颈后,病原体侵入引起感染。

(2)病原体主要为葡萄球菌、链球菌、大肠杆菌及厌氧菌、沙眼衣原体、淋病奈瑟菌。

5. 慢性宫颈炎分类

(1)根据病理组织形态分类:宫颈糜烂、宫颈肥大、宫颈息肉、宫颈腺囊肿、宫颈管炎。

(2)宫颈糜烂分度:根据糜烂面积大小分为3度。

1)轻度:糜烂面积小于整个宫颈面积的1/3。

2)中度:糜烂面积占整个宫颈面积的

1/3~2/3。

3)重度:糜烂面积占整个宫颈面积 2/3 以上。

(3)根据宫颈糜烂的深浅程度分型:单纯型、颗粒型和乳突型。

6. 慢性宫颈炎观察要点

(1)症状:白带增多,腰骶部疼痛,盆腔部下坠痛或者不孕。

(2)体征:妇科检查可见宫颈糜烂、肥大,有时质较硬,有时可见息肉、裂伤、外翻及宫颈腺囊肿。

7. 急慢性宫颈炎的护理常规

(1)急性宫颈炎护理常规

1)遵医嘱针对病原体给予全身抗生素治疗,不予局部治疗,避免因炎症扩散而引起急性盆腔炎。

2)密切观察病情变化,及时给予生活上和心理上的关怀。

(2)慢性宫颈炎护理常规:物理治疗术前术后护理。①术前:月经干净 3~7 天,无同房史,无急性生殖器炎症,宫颈防癌涂片正常者方可治疗;做好心理疏导消除患者恐惧心理。②术后:保持外阴清洁,每日清洗外阴 2 次;禁同房和盆浴 2 个月,术后定期复查。

8. 护理措施及健康宣教

(1)积极治疗急性宫颈炎,预防慢性宫颈炎。

(2)指导患者局部用药,提高慢性宫颈炎的治疗效果。

(3)指导妇女定期体检,及时发现宫颈病变,并给予治疗。

(4)采取预防措施避免分娩时或器械损伤宫颈。

第五节 盆腔炎症

1. 定义 女性内生殖器及其周围结缔组织、盆腔腹膜发生的炎症。分为急性和慢性两类。

2. 急性盆腔炎病因 产后感染、宫腔内手术操作后感染、性生活不洁或过频、经期不注意卫生、邻近器官炎症蔓延等。

3. 急性盆腔炎观察要点

(1)症状:下腹痛伴发热,严重者可出现高热、寒战等。

(2)体征:患者体温升高,心率加快,下腹有压痛、反跳痛,宫颈充血有举痛,双侧附件压痛明显,患者呈急性病容。

4. 慢性盆腔炎病因

(1)急性盆腔炎治疗不彻底或机体抵抗力低下病程迁延不愈。

(2)慢性输卵管、卵巢、盆腔组织的炎症而形成的瘢痕粘连、盆腔充血。

5. 慢性盆腔炎观察要点

(1)症状:下腹坠痛、腰骶部酸痛,月经前后加重;月经量增多,可伴有不孕。

(2)体征:子宫及双侧附件有轻度压痛,子宫一侧或双侧有增厚。

6. 护理常规

(1)密切观察体温的变化,体温过高时给予物理降温。

(2)及时更换衣服,避免着凉。

(3)采取半卧位卧床休息使感染局限。

(4)观察患者疼痛的改变,及早发现病情恶化给予积极处理。

(5)增强机体抵抗力,进食高蛋白、高维生素的饮食。

(6)严格执行无菌操作,防止医源性感染。

(7)预防炎症扩散,禁止阴道冲洗,尽量避免阴道检查。

7. 护理措施及健康教育

(1)讲解盆腔炎发病原因及预防复发的相关知识。

(2)指导患者保持外阴清洁、养成良好的经期及性生活卫生习惯。

(3)加强身体锻炼,增加机体抵抗力,预防慢性盆腔炎急性发作。

(4)指导患者连续彻底用药,防止转为慢性盆腔炎。

(5)做好心理疏导,减轻患者心理压力。

第六节　尖锐湿疣

1. 定义及病因　是由人乳头瘤病毒感染引起的鳞状上皮增生性疣状病变。

2. 观察要点

(1)潜伏期:2 周~8 个月,平均 3 个月。

(2)好发部位:舟状窝附近、大小阴唇、肛门周围、阴道前庭、尿道口、阴道和宫颈。

(3)典型体征:初为微小散在的乳头状疣,病灶逐渐增大、增多,互相融合成鸡冠状或菜花状。

3. 护理常规

(1)保持外阴清洁,每日清洗外阴。

(2)内裤及毛巾进行煮沸消毒,防止交叉感染。

(3)指导患者治疗后用药及伤口的护理,促进伤口愈合。

(4)保护患者隐私,做好心理疏导,提高患者的复诊率。

(5)手术治疗时应严格执行无菌操作,防止感染。

(6)手术后每日清洗外阴,按时涂药,定期随访。

4. 护理措施及健康教育

(1)尊重患者,解除患者的思想顾虑,使患者及早接受治疗。

(2)指导患者保持外阴清洁卫生,避免混乱的性关系。

(3)患病孕妇的护理:由于分娩后病灶有可能消退,故孕期可暂不处理。

(4)指导患者对污染的衣被进行消毒,防止交叉感染。

(5)指导患者坚持工具避孕,防止与性伴侣相互传播。

(6)讲解尖锐湿疣的发病机制、疾病转归及预防措施,以消除患者恐惧心理,积极配合治疗。

第二章

女性生殖系统肿瘤患者的护理

第一节 外 阴 癌

1. 概述　外阴癌包括多种不同组织结构的恶性肿瘤,其中,外阴鳞状细胞癌是最常见的一种,约占外阴恶性肿瘤的90%。原发性外阴癌95%以上为鳞状细胞癌,只有少数为发生于前庭大腺或汗腺的腺癌,其他还包括恶性黑色素瘤、基底细胞癌等。

2. 观察要点

(1)最常见的症状为外阴瘙痒、皮肤破损、烧灼感、溃疡等。

(2)外阴部结节和肿块。

(3)如局部有溃疡,常伴外阴疼痛和出血。

(4)晚期侵犯尿道时,可出现尿频、尿痛、排尿烧灼感及排尿困难。

3. 护理措施

（1）心理护理:给患者讲解外阴癌的相关知识及手术方式;如果手术范围较大让患者做好植皮的心理准备。

（2）手术前准备

1）按外阴、阴道手术护理常规准备。

2）需要植皮者要认真准备取皮部位的皮肤。

3）指导患者练习床上排便。

4）术前3天吃无渣饮食,以清洁肠道,减少粪便的产生。

（3）手术后护理

1）按外阴、阴道手术后护理常规。

2）留置导尿:根据手术情况保留尿管5～10天,在此期间每天擦洗会阴,并保持局部的清洁、干燥。

3）腹股沟处的引流接负压吸引,并保持通畅。

4）术后根据恢复情况延长给予无渣流食的时间,尽量减少粪便的产生。

5）由于患者卧床时间较长,要预防压疮,指导患者上身在床上活动。

特别提示

植皮患者术后下肢制动1周，尤其注意预防下肢静脉血栓，注意观察下肢的皮肤温度、颜色、有无肿胀等。

4. 健康教育

(1)告知患者术后必须定期复查。

(2)做好患者的随访工作,以便全面评估患者的治疗效果。

第二节　宫颈上皮内瘤变

1. 定义　宫颈上皮内瘤变(CIN)是指发生在宫颈上皮内,但基底膜尚未遭到破坏的一组病变的统称。

2. 病因　宫颈癌前病变的发生与宫颈癌具有相同的流行病学特点,发病的危险因素包括种族、低社会阶层、多产、早产、吸烟、长期口服避孕药、饮食因素等,其中与患者初次性交的年龄和性伴侣的数量最为相关。初次性交早和性伴侣数量多者易发生宫颈癌前病变。

<blockquote>
特别提示

目前研究认为,大多数的宫颈上皮内瘤变是由携带致癌基因的人乳头瘤病毒(HPV)感染引起的。
</blockquote>

3. 分级　宫颈上皮内瘤变根据其细胞异常的程度分为三级:

CIN Ⅰ级:指轻度宫颈不典型增生;宫颈上皮的病变细胞局限于上皮层的下 1/3,细胞的大小、形态与正常不同,其排列和极性稍紊乱,细胞核增大不规则、深染,核分裂象少见。

CIN Ⅱ级:指中度宫颈不典型增生;宫颈上皮的病变细胞局限于上皮层的下 2/3,细胞的大小和形态异形性改变十分明显,细胞排列和极性紊乱,但尚未完全消失,细胞核大,且明显异形,核深染,核分裂象多见。

CIN Ⅲ级:指重度宫颈不典型增生及宫颈原位癌;宫颈上皮的病变细胞几乎或已经累及全层,细胞排列不规则,极性消失,细胞异形性大或全部未分化,核浆比例增大,核染色深浅不一,核分裂象多而不规则。

各种级别的宫颈上皮内瘤变都有发展成浸润癌的趋势,一般来说,级别越高发展为浸润癌的机会越多;级别越低,自然退缩的机会越多。35 岁以下患者病变进展的机会明显增加,时间大大缩短。

宫颈上皮内瘤变的治疗方法可以根据病变的级别、病理诊断结果、患者的年龄、是否有生育要求选择宫颈锥切术和全子宫切除术。

4. 观察要点　大多数患者无明显症状,部分患者表现为白带增多,接触性出血或不规则出血。体征主要为宫颈糜烂。

宫颈细胞学检查是宫颈病变初筛的首选方法,也是宫颈癌筛查最为有效的方法。但是宫颈细胞学仅仅是一种筛查的手段,不能作为诊断的依据,对于各级的鳞状上皮内病变应常规行阴道镜检查并取活检。

5. 宫颈锥切术　宫颈锥切术是利用LEEP 刀将宫颈根据病变的范围做锥形的切除,术后送病理以诊断宫颈病变的最终结果。宫颈锥切术对于 CIN Ⅱ级和 CIN Ⅲ级,有生育要求或年轻的女性是治疗的方法;对于阴道镜怀疑原位癌或有早期浸润癌可明确诊断,以便指导下一步治疗。

6. 护理要点

(1)术前护理

1)心理护理:让患者了解手术的方法,以减少紧张情绪。

2)肠道准备。

3)必要时术前 1 日阴道冲洗上药。

4)术日晨禁食、水。

5)术前排空膀胱。

(2)术后护理

1)按静脉全麻术后护理常规,平卧至完全清醒后可以正常活动,进食、水。

2)严密监测生命体征。

3)术后阴道内填塞碘仿纱条或尾纱压迫止血,要确保纱条及时取出,防止感染。纱条取出后要注意观察阴道出血量。

4)若行子宫切除术按妇科手术一般护理常规。

7. 健康指导

(1)让患者了解宫颈病变的筛查方法,做到早发现、早诊断、早治疗。

(2)保持良好的生活方式,健康的性行为,避免性乱和不洁的性行为,采用适宜的避孕方法。

(3)术后禁盆浴及性生活 1 个月,避免感染。

(4)教会患者正确观察出血量,术后 7 ~

14 天时可能出现宫颈残端的脱痂出血,属正常现象,故术后避免过度劳累、重体力劳动和剧烈活动,以防止出血量增多,但出血量一旦超过月经量应及时到医院就诊。

(5)术后 2 个月门诊复查。

(6)做好随访工作。

(7)告诉患者术后的复查流程。

特别提示

术后 3 个月第一次复查宫颈细胞学涂片,6 个月后第二次复查,12 个月后第三次复查,与此同时最好同时进行高危型 HPV DNA 检测,如果一直都正常,以后每年 1 次,至少持续 10 年。检查期间凡细胞学异常或高危型 HPV DNA 阳性即行阴道镜活检及进一步治疗。

第三节　子宫颈癌

1. 概述　子宫颈癌是女性生殖器官最常见的恶性肿瘤之一。

子宫颈癌的病因尚不清楚,国内外大量临床和流行病学资料表明早婚、早育、多产、宫颈慢性炎症及有性乱史者发病率明显增高;此外宫颈癌的发病率还与经济状况、种族和地理因素有关;近年还发现,通过性交而传播的某些病毒(人乳头瘤病毒、人类巨细胞病毒)也可能与宫颈癌的发病有关。

子宫颈癌的病理分类有:鳞状上皮癌、腺癌、腺鳞癌,90%～95%为鳞状上皮癌,多发生于宫颈阴道部鳞状上皮与宫颈管柱状上皮交界处;腺癌仅占5%～10%,来源于宫颈管柱状上皮或颈管腺上皮;腺鳞癌较少见,来源于宫颈黏液柱状上皮细胞,可同时向腺癌和鳞癌方向发展。

子宫颈癌按病变发生发展的过程可分为宫颈上皮内瘤样变、原位癌和浸润癌。

2. 观察要点

(1)接触性出血:早期表现为同房后出血或双合诊检查后出血,以后可出现月经间期出血或绝经后出血,晚期出血量可增多,甚至癌肿破坏大血管造成大出血。

(2)阴道排液:多发生在阴道出血后,早期量少,呈白色或淡黄色,随肿瘤组织的破溃可产生浆液性的分泌物;晚期可出现脓性分泌物或米汤样恶臭排液。

(3)疼痛:为晚期的症状,由于侵犯宫旁

组织和神经,可出现严重持续性腰骶部疼痛或坐骨神经痛。

3. 手术患者护理措施

(1)手术前护理:如果手术范围仅为全子宫切除术则按妇科开腹手术前护理常规做术前准备;如果行子宫颈癌根治性手术则需做以下准备。

1)手术前评估患者的身心状况,向患者讲解有关疾病的治疗和预防知识,讲解手术前后的注意事项,以减轻患者的心理压力。

2)皮肤准备:术前1日备皮,剃除自剑突下至大腿上1/3处及会阴部、两侧至腋中线范围内的所有汗毛和阴毛,并彻底清洁脐部。

3)配血:宫颈癌根治术常规配800~1000ml血,以备手术当中使用。

4)阴道准备:术前1日用肥皂水擦洗阴道2次,用0.2‰的碘伏溶液冲洗阴道,并在后穹隆处放入甲硝唑,放药后嘱患者平卧5~10分钟再活动。术日当天清晨用0.2‰的碘伏溶液冲洗阴道,用碘酒和酒精消毒宫颈。

5)肠道准备:术前3日改无渣饮食,口服庆大霉素8万单位和甲硝唑0.2g,每日2

次。术前 1 日口服恒康正清散清洁肠道,晚上视排便的情况给予洗肠。术前 1 日晚22:00以后禁食,24:00 以后禁水直至手术,术日当天为接台手术者如感到饥饿可遵医嘱给予静脉输液。术前当日晨视排便情况给予洗肠。

6)留置尿管:术日晨插尿管,由于术后保留尿管时间较长,应使用抗菌尿管及抗反流尿袋,以减少泌尿系统感染的发生。

7)对于年老、体弱、营养条件差、极度消瘦的患者在手术前可以在骶尾、肩胛部、足跟等受压的骨隆突处贴减压贴膜,预防压疮的发生。

8)手术前取下所有首饰、活动的义齿、金属物品,体内有金属固定器、起搏器的要告知医生。

9)更换干净的病号服。

(2)手术后护理

1)体位:根据手术情况按全麻或硬膜外麻醉术后护理常规,观察患者的神志、意识,保持呼吸道通畅,防止误吸。

2)严密监测生命体征,常规使用心电监护。

3)观察阴道出血量的颜色、性质、量。

4)观察伤口渗血的情况。

5)保持各种引流管的通畅,并观察记录引流液的颜色、性质和量。

6)术后保留尿管 2 周,观察尿的颜色、性质和量及患者尿道口的情况;保留尿管期间每天擦洗尿道口及尿管 2 次,每周更换尿袋;保持尿管通畅并使尿袋低于尿道口水平,防止逆行感染。拔除尿管时动作轻柔,避免损伤尿道黏膜,拔除尿管后鼓励患者饮水、排尿。

特别提示

> 3 次正常排尿后测膀胱内残余尿量,低于 100ml 为合格,大于 100ml 以上或患者不能自主排尿的情况下需重新留置尿管。

7)饮食:手术当日禁食,术后第 1 天可以进流食,根据排气的情况逐渐进半流食、普食。注意在排气前不能饮牛奶、豆浆、萝卜汤及含糖的饮料,以防止胀气的发生。

8)活动:手术后 6～8 小时后即可在床上翻身活动,术后第 1 日可改半卧位,根据体力于下午或术后第 2 日下床活动。

9)预防静脉血栓:术后正确穿着抗血栓压力带以促进下肢静脉的回流,减少静脉血栓的发生。

10）心理护理：鼓励患者在术后尽早地自理，正确认识疾病，保证营养摄入。

4. 子宫动脉栓塞化疗的护理 子宫颈癌Ⅱ₆期及以上较晚期的患者因肿瘤侵犯周围组织范围较广，为了能够争取手术机会，在术前会先行子宫动脉栓塞化疗术，以使肿瘤组织局限。

（1）心理护理：讲解化疗的作用、副作用等相关知识。

（2）术前护理

1）备皮：术前1日备皮，范围是脐水平至大腿上1/3，两侧至腋中线，以腹股沟处最为重要。

2）术前测空腹体重、身高，以准确计算化疗药物的剂量。

3）术日晨禁食、水。

（3）术后护理

1）术后穿刺点加压包扎24小时。

2）术后24小时可适当床上翻身活动，但插管侧下肢制动24小时，同时注意观察同侧的足背动脉搏动。

3）术后保留尿管24小时。

4）严密观察阴道出血量和伤口出血量。

5）给患者讲解化疗药的副作用及应对措施，并遵医嘱给药以减轻药物的毒副反应。

6)术后疼痛者遵医嘱给予止痛药物。

5. 健康指导

(1)积极宣传与宫颈癌发病相关的高危因素,积极治疗宫颈炎、CIN,阻断宫颈癌的发生。

(2)已婚妇女定期防癌普查,做到早发现、早诊断、早治疗。

(3)鼓励患者参加社交活动,调整心理状态,保持乐观态度,提高生活质量。

(4)指导患者定期复查。

(5)术后避免重体力劳动,性生活要根据疾病恢复情况及复查结果而定,在医生的指导下逐渐恢复。

(6)让患者了解肿瘤随访的目的和重要性,并积极配合随访,留下真实的通讯地址和联系方式。

(7)给需要继续放化疗的患者以心理支持,并告诉患者辅助治疗的重要性,鼓励患者克服放化疗的副作用并坚持完成疗程,以提高生存率。

(8)动员家庭成员关心和爱护患者,让患者体会到家庭社会的关爱,提高战胜疾病的信心。

第四节　子宫肌瘤

1. 定义　子宫肌瘤是发生于子宫肌层的平滑肌瘤,是女性生殖器官中最常见的良性肿瘤,也是人体最常见的肿瘤,多见于30～50岁妇女,以40～50岁最多见。

2. 病因　一般认为是子宫肌层内未成熟间质细胞或平滑肌母细胞受雌激素作用而过度发育的结果。

3. 分类

(1)根据肌瘤所在部位分为:宫体肌瘤(占92%)、宫颈肌瘤(占8%)。

(2)根据肌瘤与子宫肌层关系不同,可分为肌壁间肌瘤(占60%～70%)、浆膜下肌瘤(占20%)、黏膜下肌瘤(占10%～15%)。

4. 临床表现

(1)月经改变:为最常见的症状。大的肌壁间肌瘤会出现月经周期缩短、经量增多、经期延长、不规则阴道出血等。黏膜下肌瘤常出现月经过多、经期延长。浆膜下肌瘤和肌壁间小肌瘤常无明显月经改变。

(2)腹部肿块:患者常自诉腹部胀大,下腹正中扪及块状物,质地坚硬、形态不规则。

(3)白带增多:肌壁间肌瘤使宫腔面积增大,内膜腺体分泌增多,并伴有盆腔充血致使白带增多。

(4)腹痛,腰酸,下腹坠胀:患者通常无腹痛,浆膜下肌瘤蒂扭转时出现急性腹痛;肌瘤红色变时,腹痛剧烈且伴发热。下腹坠胀、腰酸背痛常见,且经期加重。

(5)压迫症状:肌瘤压迫膀胱出现尿频、排尿障碍、尿潴留等。压迫输尿管可致肾盂积水。压迫直肠可致排便困难等。

(6)不孕或流产:浆膜下子宫肌瘤对妊娠的影响不大;肌壁间肌瘤常使子宫增大,宫腔弯曲变形,妨碍受精卵着床。黏膜下肌瘤本身向宫腔内生长,犹如宫腔内异物刺激子宫,促其发生痉挛性收缩,导致流产。

(7)继发性贫血:长期月经过多导致继发性贫血。

5. 护理要点

(1)术前护理

1)按妇科腹部手术术前护理常规。

2)阴道出血者观察阴道出血量,保留会阴垫,注意外阴清洁卫生。

3)浆膜下肌瘤的患者观察腹痛的部位、程度、性质,如出现剧烈腹痛,立即通知医生。

4)贫血者注意患者活动时的安全,避免跌倒等意外发生。

(2)术后护理

1)按妇科腹部手术术后护理常规。

2)讲解疾病相关知识,树立战胜疾病的信心。

3)做好心理护理:妇科肿瘤患者的性问题除了受生理和心理方面的影响外,还受患者及其性伴侣错误观念的影响,手术常使妇女担心不再是个女人,担心丈夫从此不再爱她,不再有性生活。其实这些担心都是多余的,可以与护理人员或医师取得联系问清原由,消除不必要的顾虑,使其性生活能够协调、美满。

4)做好出院指导。

6. 健康教育

(1)介绍子宫肌瘤的种类及临床表现。

(2)子宫全切术后6周,子宫肌瘤剔除术后4周复查。

(3)给予术后性生活指导:术后1个月禁止性生活。

(4)给予饮食指导:饮食无特别禁忌,但刺激性及易产气食物尽量少吃,多摄取含蛋白质、维生素及铁质的食物,如鱼汤、葡萄、樱桃、蔬菜等。多吃蔬菜水果以保持大便通畅,因便秘易使阴道残端缝合处破裂出血。

(5)给予切口护理的指导:出院后腹壁的切口需保持干燥,1周后再沐浴(禁盆浴),全身皮肤仍需保持清洁,以擦浴为宜。

特别提示

一般出院时可能仍有轻微的腹部切口处疼痛,不时有针刺样痛均属正常,如切口疼痛明显,需检查是否红、肿,排除感染可能,如有脓液排出需到医院换药。

(6)给予术后身体锻炼的指导:加强锻炼,提高身体素质,增强免疫功能和抗病能力。

第五节 子宫内膜癌

1. 概述 子宫内膜癌是指子宫体内膜发生的癌,以腺癌为主,又称宫体癌。子宫内膜癌是女性生殖器官常见的三大恶性肿瘤之一,多见于老年妇女,近年来发病率有上升的趋势,发病年龄也趋于年轻化。

子宫内膜癌的确切病因目前尚不清楚,

可能与持续的雌激素刺激且无孕激素拮抗
下发生子宫内膜增生症,甚至癌变有关。另
外未婚、未育少育、肥胖、高血压、糖尿病、绝
经延迟及其他心血管疾病患者发生子宫内
膜癌的比例增加。当前遗传因素日益受到
关注,约20%的内膜癌患者有家族史。

2. 观察要点

(1)绝经后出血:是最典型的症状,量一
般不多,主要表现为绝经后的不规则阴道
出血。

(2)阴道出血:未绝经的患者常表现为
经量增多、经期延长或经间期出血。

(3)阴道排液:部分患者可出现水样或
血性白带。晚期合并感染时可出现恶臭脓
性白带。

(4)疼痛:晚期因癌组织扩散侵犯周围
组织压迫神经时可出现下腹及腰骶疼痛,并
向下肢及足部放射。

3. 护理措施

(1)一般护理:为患者提供安静的休养
环境,保证患者的休息和睡眠时间。尽量集
中医疗护理操作,减少对患者的医源性
干扰。

(2)心理护理:要多与患者沟通,了解患

者所处的不同心理时期的心理特点,耐心倾听患者的倾诉,针对患者的不良心理问题提供个性化的心理支持,减轻患者的紧张情绪。给患者讲解子宫内膜癌的治疗方法和预后等情况,增强患者战胜疾病的信心。强调家属在疾病治疗中的重要作用,让患者充分感受到家庭的温暖与家人的支持和帮助,建立战胜疾病的信心。

(3)饮食护理:要尊重患者的饮食习惯,多进食高蛋白、高热量、高维生素的食物,提高机体的抵抗力以应对手术和化疗。

(4)手术前后护理:按妇科腹部手术患者的一般护理常规。该病老年患者居多,术后要积极预防并发症的发生。

1)预防压疮:术后帮患者勤翻身,可使用液体敷料涂抹;特别瘦弱的患者可使用减压贴膜。

2)预防坠积性肺炎:术后勤翻身、采取半坐位、必要时雾化吸入,拍背促进患者排痰。

3)预防下肢深静脉血栓:术后给患者正确穿着抗血栓压力带,使用气压循环驱动泵按摩下肢,促进血液回流。

(5)化疗的护理:见化疗护理的相关章节。

4. 健康教育

(1)普及防癌知识、定期防癌普查,让患者了解普查的重要性。

(2)对绝经期有不规则阴道流血的高危妇女,合并高血压、糖尿病、肥胖的妇女应增加检查次数。一旦发现问题及时做宫颈涂片和诊断性刮宫以便早发现、早诊断、早治疗。

(3)化疗的患者定期检查血象,肝、肾功能。

(4)完成治疗后定期做盆腔检查、阴道细胞学检查,了解疾病的发展情况。

(5)进食有营养、清淡、易消化的食物,少食多餐,改善营养状况。

(6)身体恢复后适当地进行功能锻炼。

第六节　卵巢肿瘤

一、概述

1. 定义　卵巢肿瘤是发生于卵巢的肿瘤,可发生于任何年龄,可以有各种不同的性质和形态。

2. 分类　目前普遍采用世界卫生组织

制定的卵巢肿瘤组织学分类法。

（1）卵巢上皮肿瘤：浆液性肿瘤、黏液性肿瘤、子宫内膜样肿瘤、透明细胞瘤、勃勒纳瘤、混合性上皮肿瘤、未分化癌。

（2）性索间质肿瘤：颗粒细胞－间质细胞肿瘤、支持细胞－间质细胞肿瘤（睾丸母细胞瘤）、两性母细胞瘤。

（3）脂质（类脂质细胞瘤）。

（4）生殖细胞肿瘤：无性细胞瘤、内胚窦瘤、胚胎癌、多胚癌、绒毛膜癌、畸胎瘤、混合型。

（5）性腺母细胞瘤。

（6）非卵巢特异性软组织肿瘤（肉瘤、纤维肉瘤、淋巴肉瘤）。

（7）未分类肿瘤。

（8）转移性肿瘤。

（9）瘤样病变：包括妊娠黄体瘤、间质增生、单发性滤泡囊肿和黄体囊肿、多发性滤泡囊肿（多囊卵巢）、妊娠黄体化滤泡囊肿、子宫内膜异位、异位妊娠及炎性病变等。

二、卵巢良性肿瘤

1. 临床表现　发展缓慢。早期肿瘤较小，多无症状，腹部无法扪及，肿瘤增至中等大小时，常感腹胀或腹部扪及肿块，并逐渐增大。若肿瘤大至占满盆、腹腔即出现压迫症状,如尿频、便秘、气急、心悸。

2. 护理要点

(1)术前护理

1)按妇科腹部手术患者术前护理常规。

2)观察腹痛的部位、性质、持续时间,必要时手术治疗。

3)监测患者的生命体征,及时发现感染征兆,控制感染。

4)定期体检,观察肿瘤的变化,如增长过快及时治疗。

5)心理支持。

(2)术后护理:按妇科腹部手术患者术后护理常规。

3. 健康教育

(1)介绍卵巢肿瘤的种类及临床表现。

(2)术后4周复查。

(3)给予术后性生活指导:卵巢囊肿术后不宜过早进行性生活,通常应等到身体完全恢复,一般1个月后可以进行正常的性生活。

(4)给予饮食指导:卵巢囊肿术后护理饮食宜清淡,并含足够的营养,纠正偏食及不正常的饮食习惯,不宜食用刺激性食物、海产品等。

(5)给予切口护理的指导:出院后腹壁的切口需保持干燥,1周后再沐浴(禁盆浴),全身皮肤仍需保持清洁,以擦浴为宜。

(6)给予术后身体锻炼的指导:加强锻炼,提高身体素质,增强免疫功能和抗病能力。

(7)做好随访工作:卵巢非赘生性肿瘤小于5cm,应3～6个月后接受复查,手术后患者根据病理报告结果,良性者术后1个月常规复查。

(8)加强预防保健意识:宜多吃具有抗肿瘤作用的食物,增加高蛋白、富含维生素A食物的摄入,避免高胆固醇饮食,高危妇女宜预防性口服避孕药,30岁以上妇女每年进行妇科检查,高危人群不论年龄大小最好半年接受一次检查。卵巢实性肿瘤或肿瘤大于5cm者,应及时手术切除。盆腔肿块诊断不清或治疗无效者,应及早行腹腔镜或剖腹探查。

三、卵巢恶性肿瘤

1. 概述 卵巢癌的发病可能与高胆固醇饮食、持续排卵和内分泌因素有关。20%～25%的卵巢恶性肿瘤患者有家族史。

在卵巢恶性肿瘤中 60% ~ 90% 是上皮性肿瘤,多发生在 40 岁以上的中年女性;生殖细胞肿瘤多发生在年轻女性,20 岁以前的发病率高达 60%。目前卵巢癌发病率呈上升趋势,由于卵巢位于盆腔内,没有理想的早期发现和早期诊断的方法,且早期病变没有明显的症状,所以首诊晚期的患者占 70%,疗效不佳,5 年生存率较低,其死亡率居妇科恶性肿瘤之首。

2. 观察要点

(1)早期无明显症状,出现症状时已达晚期。

(2)随着肿瘤的发展,患者会自觉腹围增大或发现腹部包块,由于肿瘤的压迫可出现膀胱、直肠的压迫症状。

(3)当肿瘤发生扭转、破裂和出血时可出现急腹症的症状。

(4)晚期会出现大量腹水,引起腹胀、严重的胃肠道反应,如食欲不振、不能进食等,随后会出现消瘦等恶病质现象。

(5)特殊辅助检查

1)妇科检查:腹部包块。

2)盆腔彩超:实性或囊实性包块、血流丰富、腹水。

3)肿瘤标记物 CA125:是目前被认为对卵巢上皮性肿瘤较为敏感的肿瘤标记物,阳性率达 80%～90%,但特异性不高,其他妇科疾病或恶性肿瘤也可以引起升高。所以 CA125 水平升高还必须结合临床综合分析。

4)甲胎蛋白(AFP):是生殖细胞肿瘤的诊断,内胚窦瘤可以合成 AFP,因此 AFP 是诊断内胚窦瘤的特异性肿瘤标记物。

5)细胞学检查:腹水中找到癌细胞。

3. 护理措施

(1)心理护理:了解患者的心理状态和接受能力,对性情开朗能够接受现实的患者讲解疾病的知识、如何配合治疗、饮食生活等各方面的常识及之后的随访等多方面的知识,并列举身边预后良好的患者的事例来鼓励患者,树立战胜疾病的信心。对于性格内向的患者可以跟家属取得一致,在手术后尽可能地利用家人的关心和医护人员耐心的劝导逐渐让患者接受事实并配合治疗。

(2)手术前护理:同开腹子宫全切的护理,但配血量要达到 800～1000ml。手术前对于消瘦的患者预防性使用减压贴膜预防压疮。

(3)手术后的护理

1)体位:根据手术情况按全麻或硬膜外麻醉术后护理常规,观察患者的神志、意识,保持呼吸道通畅,防止误吸。

2)严密监测生命体征,常规使用心电监护。

3)观察阴道出血量的颜色、性质、量。

4)观察伤口渗血的情况。

5)保持各种引流管通畅,并观察记录引流液的颜色、性质和量。

6)术后留置尿管 2~3 天,观察尿的颜色、性质和量及患者尿道口的情况;留置尿管期间每天擦洗尿道口及尿管 2 次,每天更换尿袋;保持尿管通畅并使尿袋低于尿道口水平,防止逆行感染。拔除尿管时动作轻柔,避免损伤尿道黏膜,拔除尿管后鼓励患者饮水、尽早排尿。

7)饮食:手术当日禁食,术后第 1 天可以进流食,根据排气的情况逐渐进半流食、普食。注意在排气前不能饮牛奶、豆浆、萝卜汤及含糖的饮料,以防止胀气的发生。

8)活动:手术后 6~8 小时后即可在床上翻身活动,术后第 1 日可改半卧位,根据体力于下午或术后第 2 日下床活动。

9)预防静脉血栓:术后正确穿着抗血栓压力带以促进下肢静脉的回流,使用气压式循环驱动泵按摩下肢,减少静脉血栓的发生。

10)心理护理:鼓励患者在术后尽早自理,正确认识疾病,保证营养摄入。

(4)化疗患者的护理:见化疗患者的护理的相关章节。

4. 健康指导

(1)提高妇女保健、防病治病的意识。

(2)进食有营养、清淡、易消化的食物,少食多餐,改善营养状况。

(3)鼓励患者参加社交活动,调整心理状态,保持乐观态度,提高生活质量。

(4)给化疗患者以心理支持,并告诉患者辅助治疗的重要性,鼓励患者克服放化疗的副作用并坚持完成疗程,以提高生存率。

(5)动员家庭成员关心和爱护患者,让患者体会到家庭社会的关爱,提高战胜疾病的信心。

(6)指导患者和家属学会各种护理技术,如帮助患者更换造口袋,保持造口清洁等。

(7)指导患者坚持随诊,尽早发现复发的先兆,及时检查和治疗。

第七节　化疗患者的护理

通过化学药物治疗,许多恶性肿瘤患者的症状得到缓解,有的甚至达到基本根治。在妇科肿瘤中,化疗对滋养细胞肿瘤的疗效尤为突出,大多数的卵巢癌患者都需要化疗予以辅助治疗。虽然化疗可以缓解或治疗肿瘤,但这些药物在杀灭肿瘤细胞的同时也杀伤机体的正常细胞并出现严重的化疗毒、副作用,常使患者被迫中断化疗而影响治疗效果。因此,在患者化疗期间给予细致的护理和正确的健康指导以应对化疗的毒、副作用,减轻化疗反应、提高机体的免疫力有着举足轻重的作用。

1. 化疗前的护理

(1)当患者得知自己患恶性肿瘤后,护士要关心体贴患者,及时了解患者的心理状态,为患者讲解化疗的必要性,让患者能够坦然地接受化疗。

(2)在化疗前要了解患者所采用的化疗方案,针对该方案所用的药物给患者讲解化疗药物的作用、副作用和常见的不良反应,让患者做好心理准备。

（3）了解患者的药物过敏史和机体的生化及常规的检查结果，如有异常需纠正后再行化疗。

（4）化疗前要测量患者的空腹体重、身高，计算体表面积，准确计算药物的用量。

2. 化疗过程中的护理

（1）配制化疗药时剂量必须精确，严格执行三查八对制度，正确地溶解、稀释和使用药物，做到现用现配。

（2）输注药液时要注意药物的配伍禁忌，在联合用药时应合理安排先后顺序，保证疗效。

（3）注意药物的特殊理化性质，如需要避光的药物、须规定时间内输完的药物、配合解毒药物同时输注的药物及脱敏治疗的药物要严格按照说明书进行使用。

（4）治疗期间注意保护患者的静脉，条件允许的情况下应使用 PICC 作为化疗的静脉输注途径，如果不能留置 PICC 则应使用静脉留置针，减少钢针穿刺造成化疗药外渗的可能性。

（5）用药的过程中注意观察患者的化疗反应，及时对症处理。

（6）鼓励患者在化疗期间多进食高蛋

白、高热量、高维生素、易消化的软性食物，克服呕吐等胃肠道反应，尽量增加营养的摄入，以增加机体的抵抗力。

(7)化疗期间多饮水，以增加药物毒素的排泄，减少药物的毒性；减轻口腔及消化道黏膜的刺激。

(8)注意休息，减少消耗。

3. 化疗后的护理

(1)向患者及家属介绍化疗药的毒副作用及不良反应，让患者能够有充足的心理准备应对。

(2)鼓励患者加强饮食，少食多餐，保证营养成分的摄入。

(3)嘱患者多饮水，减少药物的肾毒性。

(4)观察患者对药物的耐受程度，呕吐剧烈时应检查血生化，以及时纠正水、电解质平衡紊乱。

(5)注意倾听患者的主诉、警惕药物的迟发型过敏反应。

(6)观察患者穿刺部位，及时发现药物对血管和皮下组织的损伤并积极给予处理。

4. 健康教育

(1)患者化疗结束后的 1 周检查血常规,3 周检查血常规、尿常规，肝、肾功能，胸片、心电图及肿瘤标记物,以了解患者对化疗药物的敏感程度和化疗的效果。

特别提示	化疗结束后的 7～10 天是机体抵抗力最低下的时候,应该注意避免感染,尽量少去人员密集的公共场所,尽量减少探望,但应加强室内通风。一旦发生高热应及早就诊。

(2)大多数药物都会引起脱发,告知患者应在出院后就将头发剪短或剃掉并准备适合自己的假发,以减少脱发的过程对心理的打击和脱发后形象改变对患者的影响。

(3)告诉患者在化疗后由于药物的作用会引起身体哪些方面的不适,并指导患者如何应对。

(4)当患者白细胞低时要根据结果指导患者进行注射升白药物治疗或通过饮食及时纠正,以避免影响下一个化疗疗程。

(5)做好患者的联系随访工作,积极协调患者的化疗时间,保证疗程的顺利进行。

第三章

妊娠滋养细胞疾病患者的护理

第一节　葡萄胎

1. 概述　葡萄胎是一种滋养细胞的良性病变,主要为组成胎盘的绒毛滋养细胞增生,绒毛发生水肿变性,各个绒毛的乳头变为大小不一的水泡,水泡间有细胞蒂相连成串,形如葡萄而得名。

葡萄胎可分为两类:完全性葡萄胎和部分性葡萄胎。

葡萄胎的真正发病原因不明,其可发生在生育妇女的任何年龄,年龄大者较年龄小者发病率高。东南亚国家和地区较欧美国家高。

2. 观察要点

(1)停经后阴道流血。

(2)子宫异常增大。

(3)妊娠期高血压疾病的表现。

(4) 妊娠反应重。

(5) 腹痛。

(6) 卵巢黄素囊肿。

3. 护理措施

(1) 心理护理:仔细评估患者,确定主要的心理问题,以解除顾虑和恐惧心理,增强战胜疾病的信心。

(2) 严密观察病情:观察腹痛及阴道流血情况。

(3) 做好治疗配合:刮宫前配血,建立静脉通路并备好催产素、抢救药品及物品,以防大出血造成的休克。对妊娠期高血压疾病者做好相应的治疗配合及护理。

4. 健康指导

(1) 告知患者进高蛋白、高维生素、易消化饮食,适当活动,睡眠充足。

(2) 保持外阴清洁,以防感染。

(3) 刮宫后禁止性生活1个月。

(4) 教患者正确留取尿标本。

(5) 两年中做好避孕,但应避免选用宫内节育器和药物避孕方法。

(6) 定期随访:第1次刮宫后每周随访一次血、尿 HCG,阴性后仍需每周复查1次;3个月内如一直阴性,改为每半月复查1次,共 3 个月,如连续阴性,改为每月检查 1 次,持续半年;第 2 年起每半年 1 次,共随访 2 年。在随访血、尿 HCG 的同时,应注意有无阴道异常出血、咳嗽、咯血及其他转移灶症状。定时做妇科检查、盆腔 B 超及胸片或胸部 CT 检查。

第二节 侵蚀性葡萄胎

1. 概述 侵蚀性葡萄胎是指葡萄胎组织侵入子宫肌层或转移至子宫以外。侵蚀性葡萄胎来自良性葡萄胎,有 5% ~ 20% 的葡萄胎可发展成侵蚀性葡萄胎,大多数侵蚀性葡萄胎发生在葡萄胎清除后 6 个月内。

2. 观察要点

(1)原发灶症状:葡萄胎清除后出现不规则阴道流血。子宫不能如期复原,黄素囊肿持续存在。如浸润的滋养细胞穿破子宫则有腹腔内出血及腹痛。

(2)转移灶症状:较常见也是较早的转移部位是肺,其次是阴道及子宫旁组织,脑转移较少见,但致死率高。

1)肺转移:为最早、最为常见的转移部位。主要表现为咳嗽、咯血或反复咯血、胸痛等。

2)阴道、宫颈转移:局部表现为紫蓝色结节,其破溃后可大出血。

3)脑转移:较少见,但病死率高。可出现神经系统的相应症状和体征,如头痛、呕吐、抽搐、偏瘫及昏迷。

3. 护理措施

(1)心理护理

1)评估患者及家属对疾病的心理反应,了解患者既往面对应激情况的反应、方式,并指导患者此次面对疾病的应对方式。

2)对患者做好病室环境、病友及医护人员的介绍,减轻患者的陌生恐惧感。

3)讲解疾病的相关知识,帮助患者和家属树立信心。

4)让患者诉说痛苦及失落感,接受事实。

5)介绍化疗方案及药物的相关知识及自我护理的常识,以减少顾虑。

(2)严密观察病情:严密观察腹痛及阴道流血情况。

(3)转移患者的护理措施

1)阴道转移:①密切观察阴道出血情况。②准备好各种抢救器械和物品,配血。

③如发生转移灶破溃大出血时应立即通知医生并配合抢救。

2）肺转移：①卧床休息，减轻患者消耗，呼吸困难者半卧位并吸氧。②按医嘱给予镇静剂及化疗药。③大量咯血时有窒息、休克甚至死亡的危险，给予头低侧卧位并保持呼吸道的通畅，轻击背部，排除积血。

3）脑转移：①严密观察病情。②按医嘱给予静脉补液、止血剂、脱水剂、吸氧、化疗等。③预防并发症，采取必要的护理措施预防跌倒、咬伤、吸入性肺炎、角膜炎、压疮等情况的发生。④做好 HCG 测定、腰穿的配合。⑤昏迷、偏瘫者按相应的护理常规实施护理。

（4）积极采取措施减轻患者化疗的副反应及疼痛等不适。

4. 健康指导

（1）进食高蛋白、高维生素、易消化的饮食，鼓励患者多进食，以增加机体抵抗力。

（2）注意休息，不过分劳累。阴道转移者应卧床休息，以免引起破溃大出血。

（3）注意外阴清洁，以防感染。

（4）恢复期节制性生活，做好避孕。

（5）出院后严密随访，警惕复发：第 1 年每月随访 1 次,1 年后每 3 个月随访 1 次,持续至 3 年后改为每年 1 次至 5 年,此后每 2 年 1 次。随访内容同葡萄胎。

第三节 绒毛膜癌

1. 概述 绒毛膜癌是滋养细胞疾病中恶性程度最高的一种。早期就可通过血行转移至全身。患者多为育龄妇女,其中 50% 继发于葡萄胎,少数发生于足月产、流产及异位妊娠后。绒毛膜癌也可发生于绝经后的妇女,这是因为滋养细胞具有可隐匿多年的特性。

绒毛膜癌多发生在子宫,也有子宫内原发病灶已消失而只有转移灶的表现。

2. 观察要点

(1)阴道出血量。

(2)假孕症状。

(3)盆腔包块及内出血。

(4)腹痛。

(5)转移灶表现。

3. 护理措施

(1)心理护理:通过沟通让患者正确认识疾病,树立战胜疾病的信心。

（2）严密观察病情

1）腹痛:剧烈腹痛可能是肿瘤穿破子宫的信号,应做好手术准备。

2）阴道出血:记录阴道出血量,严密观察生命体征。

（3）转移患者的护理措施(同侵蚀性葡萄胎)。

4. 健康指导

（1）进食高蛋白、高维生素、易消化的饮食,鼓励患者多进食,以增加肌体抵抗力。

（2）注意休息不过分劳累,有转移者应卧床休息,待病情好转后可适当活动。

（3）节制性生活,做好避孕。

（4）化疗患者的护理见相关章节。

第四章

生殖内分泌疾病患者的护理

第一节 功能失调性子宫出血

1. 定义 功能失调性子宫出血,简称功血,是一种常见的妇科疾病,是指异常的子宫出血,经检诊后未发现有全身及生殖器官器质性病变,而是由于神经内分泌系统功能失调所致。表现为月经周期不规律、经量过多、经期延长或不规则出血。

2. 病因 主要是由于神经内分泌系统功能失调而引起的月经不正常,正常月经周期有赖于中枢神经系统控制,下丘脑－垂体－卵巢性腺轴系统的相互调节及制约。任何内外因素干扰了性腺轴的正常调节,均可导致功血。

3. 临床分型

(1)无排卵型功血:依年龄分为两组。

1)青春期功血:见于初潮后少女。

2)更年期(围绝经期)功血:≥40岁妇女至绝经前后妇女的功血,其间无排卵功血发生率逐年增加。

(2)排卵型功血:最多见于育龄妇女,部分见于青春期少女和更年期妇女。临床分为以下几种类型。

1)排卵型月经失调:①排卵型月经稀发:见于青春期少女。②排卵型月经频发:青春期少女卵巢对促性腺激素敏感性增强而使卵泡发育加速,卵泡期缩短,月经频发,但排卵和黄体期仍为正常。

2)黄体功能障碍:①黄体不健:即黄体过早退化,黄体期≤10天。②黄体萎缩不全:亦称黄体功能延长,即黄体不能在3~5天内完全退化,或退化时间延长,或在月经期仍持续分泌一定数量的孕酮而致子宫内膜不规则性脱落。

(3)月经中期出血:亦称排卵期出血。常伴排卵痛,系排卵刺激和雌激素波动引起少量出血(1~3天)和腹痛。个别出血较多并持续到月经期而形成假性月经频发。

4.临床表现

(1)无排卵型功血:闭经一段时间后发生出血,出血亦可为无规律性,量的多少与持续及间隔时间均不定,有的仅表现为经量增多、经期延长。大量出血时,可造成严重贫血。

(2)排卵型功血:有规律的月经周期,但周期缩短,或经前数日即有少量出血,经血量可无变化。

(3)其他常见症状

1)不规则子宫出血:多发生于青春期和更年期妇女,其出血特点是月经周期紊乱,经期延长,血量增多,出血时间、出血量及间隔时间都不规律,往往在短时间的闭经后,发生子宫出血。

2)月经过频:出血时间和出血量可能正常,但月经周期缩短,一般少于21天,可以发生于各种年龄的妇女。

3)月经过多:一是经血量多,尤其第2、3天更多,伴有血块,1次月经失血总量达500~600ml,周期正常。二是经期延长,需10~20天经血方可干净,经量不一定多。

4)月经间期出血:两次月经期中间出现子宫出血,流血量少,常不被注意,多发生于月经周期的12~16天,持续1~2小时至1~2天,很少达到月经量。常被认为是月经过频。

5)绝经期后子宫出血:闭经1年以后,

又发生子宫出血,出血量少,点滴而行,但由于绝经期后子宫恶性肿瘤发病率高,故应到医院检查排除恶性肿瘤的可能性。

5. 护理要点

(1)补充营养:患者体质往往较差,应加强营养,改善全身情况,可补充铁剂、维生素 C、蛋白质。

(2)维持正常血容量:观察并记录患者生命体征、出血量,嘱患者保留出血期间所用会阴垫及内裤,以便更准确地估计出血量。出血较多者,卧床休息;严重贫血者,做好配血、输血、止血措施。以维持正常血容量。

(3)预防感染。

(4)遵医嘱使用性激素。

(5)加强心理护理。

第二节 痛经

1. 定义 凡在行经前后或月经期出现下腹疼痛、坠胀,伴腰酸或其他不适,程度较重至影响生活和工作者称痛经。为妇科最常见症状之一,约 50% 妇女均有痛经,其中 10% 痛经严重。痛经分为原发性和继发性两类。

2.病因 痛经的确切病因至今尚不明确,没有一个理论能全面解释此症候群。不同的患者对治疗有不同的反应,考虑病因可能是多方面的。

3.临床分类

(1)原发性痛经:指生殖器官无器质性病变的痛经。

(2)继发性痛经:指由盆腔器质性疾病所引起的痛经。

4.临床表现

(1)原发性痛经在青少年期常见,多在初潮后6~12个月发病。

(2)疼痛多自月经来潮后开始,最早出现在经前12小时;行经第1日疼痛最剧,持续2~3日缓解;疼痛程度不一,重者呈痉挛性;部位在耻骨上,可放射至腰骶部和大腿内侧。

(3)有时痛经伴发恶心、呕吐、腹泻、头晕、乏力等症状,严重时面色发白、出冷汗。

(4)妇科检查无异常发现。

5.健康教育

(1)进行月经期保健工作:包括注意经期清洁卫生,经期禁止性生活,加强经期保护,预防感冒,经期注意保暖,避免用冷水洗头洗澡,不可在湿、凉地久坐,不可涉冷水或淋雨、游泳等,注意合理休息和充足睡眠,加强营养,不吃生冷、油腻、酸辣刺激性食物。增强体质,适当的体育锻炼可促进盆腔血液循环,增加子宫血流,缓解子宫平滑肌痉挛程度;经期运动时间不宜过长,不宜做剧烈运动,重体力活动或剧烈运动易造成经血过多或经期延长。

(2)重视精神心理护理:关心并理解患者的不适和恐惧心理,阐明月经期可能有一些生理反应如小腹坠胀和轻度腰酸,讲解有关痛经的生理知识,疼痛不能忍受时提供非麻醉性镇痛治疗。

(3)痛经严重的患者,可按摩下腹部或热敷,喝热红糖水,或使用超短波理疗仪照射腰腹部,以缓解局部疼痛;必要时可给予止痛治疗(若每 1 次经期均习惯服用止痛剂,则应防止药物依赖性和成瘾)。

第三节　闭经

1. 定义

(1)原发性闭经:年龄超过 16 岁、女性第二性征已发育,或大于 14 岁,第二性征尚未发育,月经还未来潮者。

(2)继发性闭经:正常月经建立后因某种病理性原因停经 6 个月,或按自身月经周期计算停经 3 个周期以上者。

2. 分类

(1)原发性闭经:较为少见,往往由于遗传学原因或先天发育缺陷引起。如米勒管发育不全综合征、性腺发育不全、对抗性卵巢综合征、雄激素不敏感综合征、低促性腺激素性腺功能减退。

(2)继发性闭经:下丘脑性闭经、垂体性闭经、卵巢性闭经、子宫性闭经。

3. 护理要点

(1)一般护理措施:单纯性营养不良需要增加营养,保持标准体重;体重过重而肥胖的女性闭经,需进低热量饮食,但饮食需富含维生素和矿物质。避免过度劳累。超负荷重体力劳动或剧烈运动,使身体过度疲劳,子宫及子宫内膜受伤、萎缩、功能失常而导致闭经。要鼓励患者加强锻炼,经常进行适当的体力劳动,增强体质,保证睡眠。

(2)心理护理措施:在闭经治疗中占重要位置,如精神性闭经应行精神心理疏导疗法,神经性厌食症者应进行精神心理方面的治疗。长期精神过度紧张或忧虑,可引起中枢神经系统与下丘脑间的功能失调,导致闭经。护理人员要与患者建立良好的护患关系,鼓励患者表达自己的感情,对健康问题、治疗和预后提出问题。向患者提供诊疗信息,帮助其澄清一些观念,解除患者因担心疾病及其影响而导致的心理压力。

(3)健康指导措施:主要是鼓励患者与同伴、亲人交往,参与力所能及的社会活动,保持心情舒畅,正确对待疾病。要告知患者闭经的原因很多,诊断时间较长,要耐心地按规定接受有关检查,得到正确诊断结果,取得满意治疗效果。

第四节　围绝经期综合证

1. 定义　月经完全停止 1 年以上称为绝经。围绝经期妇女约 1/3 能通过神经内分泌的自我调节达到新的平衡而无自觉症状,2/3 的妇女则可出现一系列性激素减少所致的症状,成为围绝经期综合征。

2. 临床表现

(1)月经紊乱:月经的变化,主要为月经周期延长,间或闭经或不规律;经血量减少或突然增多,甚至大出血;经期延长或缩短等。

（2）全身症状

1）潮热：为围绝经期最常见的症状。

2）精神、神经症状：围绝经期妇女往往激动易怒、焦虑不安或情绪低落、抑郁寡欢、不能自我控制。

（3）泌尿、生殖系统症状：盆底松弛（尿失禁），发生乳房萎缩、下垂。

（4）心血管疾病：绝经后妇女易发生动脉粥样硬化、心肌缺血、心肌梗死、高血压和脑卒中。

（5）骨质疏松：绝经后妇女约有25%患骨质疏松症、腰酸背痛、腿抽筋、肌肉关节疼痛等。

（6）皮肤和毛发的变化：皱纹增多加深，皮肤干燥甚至皲裂，出现斑点、皮炎、瘙痒、多汗、水肿等情况；躯体和四肢毛发增多或减少，偶有轻度脱发。

3. 护理要点

（1）正确地认识和对待更年期：一方面更年期是一种生理现象，出现如精神心理、神经内分泌、生物节律、生理代谢、性功能、认知、思维、感觉、运动、应激和智能等方面的某些变化；另一方面，更年期也会出现以雌激素缺乏和衰老为特征的某些病理性变化，如心理障碍、糖尿病、肥胖、高血压、心血管疾病、肿瘤、骨质疏松症、早老性痴呆等。全社会和每个家庭成员均应关心和爱护更年期妇女,并帮助她们顺利地渡过更年期。

(2)起居护理:合理安排好日常生活及工作,做到生活有规律,劳逸适度,经常进行适当的体育锻炼,尤其是活动少、工作时间多坐者,更要注意适当户外活动,防止发胖。要有充分的休息和睡眠,居住环境做到整洁、安静、舒适,保持空气流通。注意个人卫生,经常沐浴,注意清洗外阴,尤其在大便后肛门周围要用温水清洗,避免尿路感染和阴道炎的发生。

(3)饮食护理:根据食欲情况和消化功能,一般不做严格限制。但要保证充分营养,尤其是蛋白质,如鱼、瘦肉、豆制品、禽类等。须避免油腻、高脂肪、高糖食物,如肥肉、猪油、甜点心、糖果等。高胆固醇食物宜控制,如蛋黄、动物内脏、鳗鱼、肉皮、猪蹄等。宜多食新鲜蔬菜及含糖较少的水果,以及多食香菇、蘑菇、黑木耳、海带等。忌服烈性酒及刺激性调味品。

(4)定期做健康检查:更年期妇女定期和全面体检的目的是防治雌激素缺乏和衰老性疾病,而重点是更年期综合征、心血管疾病、骨质疏松症、肿瘤和早老性痴呆。在全面体检的基础上,遵照个体化原则制定恰当的激素替代治疗方案以保证治疗的全面性。除一般性体检外,妇科相关疾病筛查应包括外阴、阴道及子宫颈炎症和肿瘤、子宫和卵巢肿瘤、盆腔炎症、乳腺良性疾病和肿瘤等。

(5)正确地应用性激素替代治疗:雌激素是女性必不可少的激素,对于维持女性的生殖和生理需求具有重要意义。雌激素缺乏时应采用相应的补充治疗。激素补充治疗目前基本上采用与人体自身分泌一致的天然制剂。在各种雌激素制剂中,经皮吸收的雌激素更接近于自然状态下雌激素的分泌方式。

子宫内膜异位症患者的护理

1. 定义　当具有生长功能的子宫内膜组织出现在子宫腔被覆黏膜以外的身体其他部位时,称为子宫内膜异位症。子宫内膜出现和生长在子宫肌层,称为子宫腺肌病。

2. 好发部位　见图1。

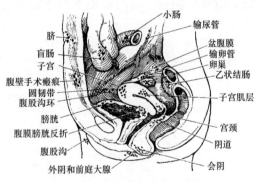

图1　子宫内膜异位症的发生部位

3. 发病机制

(1)经血逆流:又称为经血逆流学说,认

为妇女行经时,经血从宫腔中倒流至输卵管,通过伞端进入盆腔,使得混杂在经血中的子宫内膜碎片种植在盆腔、腹腔的器官和腹膜表面,继续生长,以致形成盆腔子宫内膜异位症。

(2)淋巴及静脉播散学说:不少学者在盆腔淋巴管、淋巴结以及盆腔静脉中发现子宫内膜组织,因而提出子宫内膜细胞可通过淋巴和静脉播散。

(3)体腔上皮化生学说:卵巢生发上皮、盆腔腹膜都是由胚胎晚期具有高度化生潜能的体腔上皮分化而来。有学者提出由体腔上皮分化而来的组织,在反复受到经血、慢性炎症和持续卵巢激素刺激后,均可被激活而衍化为子宫内膜样组织,以致形成子宫内膜异位症。此学说提出很早,至今尚无足够的事实支持证明其学说。

(4)免疫学说:已知多数妇女在月经来潮时,均有经血经输卵管逆流至腹腔,但仅有少数发生盆腔子宫内膜异位症,因而目前认为此病的发生可能与患者免疫力异常有关。

4. 临床表现

(1)痛经和持续下腹痛:继发性痛经是异位症患者的典型症状,多随局部病变加重而逐年加剧。

(2)性交不适:多见于直肠子宫陷凹有异位症病灶或因病变导致子宫后倾固定的患者,月经来潮前性交痛更为明显。

(3)不孕:约 1/3 不明原因的不孕患者的腹腔镜检见到异位灶。而异位症患者中则有半数左右伴发不孕。

(4)月经异常:月经过多,经期延长,经前点滴出血是异位症患者的常见症状之一(约占 15%)。

(5)其他特殊症状:决定于病灶的部位。如侵及直肠黏膜,有便血;侵及膀胱致尿频、尿痛、血尿等症状。刀口瘢痕处异位,经期包块增大、疼痛,经后缓解。而卵巢巧克力囊肿破裂引起急腹症,症状类似宫外孕破裂型。

5. 护理要点

(1)术前护理

1)按妇科腹部手术患者术前护理常规。

2)心理护理:向患者和家属讲解腹腔镜手术治疗的优缺点,以及对子宫内膜异位症的正确认识,缓解因对手术不了解而产生的紧张情绪,以良好的心理状态接受手术,提高患者术后适应心理。

3)肠道准备:口服复方聚乙二醇电解质散代替肥皂水清洁肠道法,根据粘连的程度决定复方聚乙二醇电解质散的用量。对粘连程度轻者服用2盒,粘连程度重者,用复方聚乙二醇电解质散4盒,术前日上午10:00开始服用。

> **特别提示** 晚餐改流食,其间禁食豆类、奶类、糖水等易胀气食物,以免肠胀气影响手术的视野显露。

4)手术区皮肤准备:同妇科腹部手术。

5)术前指导:教患者腹腔镜手术后的康复操,向患者讲述咳痰的重要性,指导患者练习深呼吸及有效咳嗽,教患者咳嗽时伤口的保护方法。

(2)术后护理

1)按妇科腹部手术患者术后护理常规。

2)肩痛:特别是右肩酸痛可合并肋间、肋下痛。由于腹腔镜手术是在 CO_2 气腹下完成的,因此,术后应对患者进行血压、脉搏监护及血氧饱和度测定,给予持续低流量吸氧6小时,以碱化血液,减少 CO_2 弥散。2天后症状消失,此间应向患者加以解释说明。

3)疼痛护理。

6. 健康教育

(1)注意调整自己的情绪,保持乐观开朗的心态,使机体免疫系统的功能正常。

(2)要注意自身保暖,避免着凉。

(3)月经期间,禁止一切激烈体育运动及重体力劳动。

(4)如果确诊卵巢巧克力囊肿大于7cm以上者,在月经期或月经中期一定要注意保持情绪稳定,避免过度劳累。一旦囊腔内张力突然升高时,囊壁破裂,会形成急腹症。

(5)尽量少做人工流产术和刮宫术,做好计划生育。

(6)月经期一定要做好卫生保健,注意控制情绪,不要生闷气,否则会导致内分泌的改变。

(7)女性月经期一定要杜绝性生活。

第六章

女性盆底功能障碍性疾病
患者的护理

第一节　压力性尿失禁

1. 定义　压力性尿失禁又称张力性尿失禁,是较常见的妇科疾病,指平时无尿失禁,当腹压突然增高时尿液自动流出,如咳嗽、大笑、跳跃和体位改变等即有尿液从尿道流出,多见于经产妇和老年妇女。虽不威胁患者生命,但严重影响其生活质量。

2. 诊断　目的是必须证实尿失禁是由腹压增加所引起的。

(1)询问病史:了解与压力性尿失禁有关的各种原因,如分娩、外伤、盆腔手术等。了解尿失禁对患者生活的影响。同时,还应了解有无排尿困难症状以及有无逼尿肌过度活动等。

(2)症状:咳嗽、大笑、打喷嚏、搬重物时尿液不随意地从尿道口漏出。

（3）分度：临床可分为三度。Ⅰ度：咳嗽、打喷嚏、搬重物等腹压增高时出现尿失禁；Ⅱ度：站立、行走时出现尿失禁；Ⅲ度：直立或卧位时均有尿失禁。

3. 护理要点

（1）术前护理

1）心理支持：压力性尿失禁患者由于长期受疾病折磨，生活质量下降，表现在心理、生理以及性功能方面异常。患者感到与社会隔离，心情忧郁消沉，食欲减退，有冷漠和不安全感，4%以上患者因尿失禁性生活减少，存在难言之隐。因此既渴望手术成功，又担心手术失败，非常忧虑。经耻骨后路径阴道无张力尿道中段悬节术（TVT）手术作为治疗压力性尿失禁新开展的手术，患者对此了解很少，护士应主动和患者交谈，了解患者的想法，为她进行行为、心理的健康指导，帮助患者克服自卑心理，增强治疗信心。同时尽量设法营造舒适温馨的环境和良好的人际氛围，安抚患者的情绪。给患者讲述此手术方法的先进性和手术成功的病例，说明内镜手术具有创伤小、痛苦轻、恢复快等特点。告知手术过程和术后机体恢复情况，解除患者的忧虑,增强其治愈疾病的信心。

2)避免腹内压升高的诱因:造成女性压力性尿失禁最主要的病因是尿道发生闭合功能不全,如分娩后及会阴部或阴道尿道手术后使盆底支持组织松弛,盆底薄弱,致使膀胱颈及近段尿道下移而发生尿失禁,因此术前避免一切可能引起术后腹内压升高的诱因是护理的重点。

3)饮食管理:制定合理的饮食计划,避免对膀胱有刺激的食物,适量饮水(饮水过多会加重尿失禁,饮水过少会产生便秘),保持大便通畅,必要时予缓泻剂,预防便秘,消除或避免引起腹压增高的因素。

4)保持外阴的清洁干燥:部分病例由于存在不同程度的尿失禁现象,不得不长期使用护垫,使外阴长久地处于潮湿的环境中,出现了外阴发红、瘙痒等症状。护士应指导并协助患者保持外阴清洁干燥,嘱患者勤换护垫,每日更换内裤,宜选用纯棉制品,每日用1:5000的高锰酸钾溶液进行会阴部坐浴,涂抹药膏,尽量保持会阴部干燥,确保手术按期进行。

5)术前准备:①皮肤准备:按腹部手术备皮,会阴部备皮时动作要轻柔,防止刀片划伤。注意脐部的清洁,先用液体石蜡棉签清洁,碘伏消毒脐部,操作时动作轻柔,尽量减轻棉签对脐部皮肤的摩擦刺激,术前 1 天沐浴。②胃肠道准备:术前 1 天上午用恒康正清 2 盒冲服,术前晚 20:00 后禁食,24:00 后禁水,防止术中呕吐误吸,或肠道未排空影响手术视野,术晨予以甘油灌肠剂灌肠 1 次。③阴道准备:术晨常规会阴消毒,用 0.25‰碘伏冲洗阴道 1 次。

(2)术后护理

1)一般护理:①吸氧。患者回病房后给予低流量吸氧,2 ~ 3L/min,共 6 小时,以提高氧分压,促进 CO_2 排除,改善缺氧症状。②严密观察病情。术后每 60 分钟测 1 次血压、脉搏、呼吸,并详细记录至血压平稳,如有异常,及时报告医生进行处理,同时,观察会阴穿刺点情况,切口均用敷料拉合,以防止感染和止血。③饮食:术后 6 小时进流食,次日进半流食,肛门排气后可进普食,术后当日用 0.5%碘伏棉球擦洗会阴 2 次。

2)留置尿管的护理:术后留置导尿管 5 天。检查尿管有无扭曲、折叠,经常观察引流液的色、质、量,及时倾倒集尿袋内尿液并使用抗反流尿袋。用 0.25‰碘伏棉球消毒尿道口周围及尿管近端,2 次/天,排便后及时清洗消毒。鼓励患者在其耐受限度内大量喝水,以自然冲洗尿道。避免尿管堵塞,如有堵塞现象,用无菌生理盐水冲洗尿管,冲洗时避免压力过大。拔尿管前 1~2 天夹闭尿管,夹闭 2 小时放尿 20 分钟。

3)指导排尿:选择膀胱充盈有排尿要求时拔管。拔除尿管后开始鼓励患者排尿,为防止术后因尿道阻力增大出现排尿困难,一开始应在膀胱未达到最大充盈时排尿。护士应及时督促患者,并协助保证厕所的环境卫生。

特别提示　　术后前几次排尿非常关键,可每小时 1 次,共 3 次,测膀胱残余尿小于 100ml。以后每 2 小时 1 次,夜间起来排尿 1~2 次。

排尿正常后即可正常排尿,若发生暂时性排尿困难,应指导患者正确使用腹压,可用手按压腹部协助排尿;或抬高臀部,从而协助排尿;或听流水声等;也可用温水坐浴,水温为 39~41℃。拔管后必要时用 1:5000 高锰酸钾溶液坐浴 20~30 分钟,1 次/天,共 5 次。预防尿潴留,与患者沟通并向患者讲解排尿技巧,以消除患者排尿恐惧感。

(3)并发症

1)出血:术后密切观察会阴穿刺点渗血

和阴道出血情况,仔细观察会阴部皮肤的情况,是否出现里急后重等症状,发现异常及时报告医生。密切观察生命体征变化。

2)膀胱损伤:是术中可能出现的并发症,与初学者、患者解剖位置的改变和局部粘连有关。根据损伤严重程度留置导尿管1周,做好导尿管的护理。

3)感染:术后短期内出现尿频、尿急症状与手术和导尿管刺激有关,做好留置导尿管、会阴护理,每天2次,如分泌物多,则增加护理次数。拔管后鼓励患者排尿和多饮水,保持会阴部清洁干燥。

4. 健康教育

(1)造成压力性尿失禁的原因是盆底肌肉组织的松弛,致使膀胱和尿道的解剖位置改变,尿道阻力下降,排尿自禁功能发生障碍。因此,手术后指导患者进行盆底肌肉组织锻炼,即收缩和舒张肛门运动,以加强盆底肌及肛提肌的张力,使尿道伸长,尿道阻力增加,促进手术后的控尿能力。

特别提示

方法:用力收缩肛门和会阴,持续几秒钟后放松,每次连续10分钟,每日数次。

（2）指导患者进行降低腹压的行为方式和生活习惯，如避免长期站立、久蹲、负重等，有效治疗慢性咳嗽、便秘。注意适当的体育运动，增强体力，增加肌肉弹性。

（3）加强排尿的训练，每日多饮水，可以在排尿时有意识地中断排尿，使尿道括约肌收缩。

（4）保持会阴部清洁干燥，每日清洗会阴部及更换内裤。术后禁止性生活1个月，定期复查。如出现排尿困难、残余尿增多或尿失禁复发，应及时就诊。

第二节 子宫脱垂

1. 定义 子宫从正常位置沿阴道下降，宫颈外口达坐骨棘水平以下，甚至子宫全部脱出于阴道口以外，称为子宫脱垂。

2. 病因

（1）分娩损伤：为子宫脱垂的最主要病因。在分娩过程中，特别是经阴道手术助产或第二产程延长者，盆底肌、筋膜及子宫韧带均过度伸展，张力降低，甚至出现撕裂。当上述各组织在产后尚未恢复正常时，若产妇过早参加体力活动，此时过高的腹压可将子宫轴与阴道轴相一致的、未复旧且后倾的子宫推向阴道以致发生脱垂。子宫脱垂常合并阴道前壁脱垂。多次分娩也是子宫脱垂的病因。

（2）长时间腹压增加：长期慢性咳嗽、直肠狭窄所致排便困难、经常超重负荷（肩挑、举重、蹲位、长期站立）、盆腔内巨大肿瘤或大量腹水等，均使腹内压力增加，迫使子宫向下移动，尤其易发生在产褥期时。

（3）盆底组织发育不良或退行性变：子宫脱垂偶见于未产妇，甚至处女，其主要原因为先天性盆底组织发育不良导致子宫脱垂。老年妇女盆底组织萎缩退化，也可以发生子宫脱垂或使脱垂程度加重。

3. 临床分度 以患者平卧用力向下屏气时子宫下降的最低点为分度标准，将子宫脱垂分为 3 度。

Ⅰ度：轻型为子宫颈距离处女膜缘少于 4cm，但未达到处女膜缘。重型为子宫颈已达处女膜缘，但未超过该缘，检查时在阴道口见到子宫颈。

Ⅱ度：轻型为子宫颈已脱出阴道口外，但宫体仍在阴道内。重型为子宫颈及部分宫体已脱出于阴道口外。

Ⅲ度：子宫颈及子宫体全部脱出于阴道

口外。

4. 临床表现　Ⅰ度患者多无自觉症状，Ⅱ～Ⅲ度患者常有以下表现：

（1）下坠感及腰背酸痛：由于下垂子宫对韧带的牵拉，盆腔充血所致。常在久站、走路、蹲位、重体力劳动以后加重，卧床休息以后减轻。

（2）肿物自阴道脱出：常在走路、蹲、排便等腹压增加时，阴道口有一肿物脱出。为Ⅱ度以上子宫脱垂患者的主要症状。开始时肿物在平卧休息时可变小或消失，严重者休息后亦不能回缩，通常需用手还纳至阴道内。若脱出的子宫及阴道黏膜水肿，用手还纳也有困难。子宫长期脱出在阴道口外，患者活动极不方便。

（3）排便异常：伴膀胱、尿道膨出的患者，易出现排尿困难、尿潴留或压力性尿失禁等症状。如继发泌尿道感染可出现尿频、尿急、尿痛等。如合并有直肠膨出的患者可有便秘、排便困难。

5. 护理要点

（1）术前护理

1）按妇科阴道手术患者术前护理常规。

2）心理支持：向患者介绍手术过程、预

期效果等详细情况,以消除她们的顾虑,帮助其克服恐惧、自卑心理,增强治疗信心,积极配合手术。

3)还纳子宫,避免子宫与内裤摩擦,减少分泌物,及时发现感染征兆,控制感染。

4)积极治疗局部炎症,按医嘱使用抗生素或局部涂抹含雌激素的软膏。

(2)术后护理:按妇科阴道手术患者术后护理常规。

6. 健康教育

(1)向患者介绍子宫脱垂的分度及临床表现。

(2)术后2个月进行复查,3个月再次复查,医生确认完全恢复后方可恢复性生活。

(3)术后一般休息3个月,半年内避免重体力劳动,避免抬扛、下蹲、跳跃动作。进行前述骨盆底部肌肉的锻炼,增强盆底组织张力,以后逐渐增加劳动强度。

(4)伴有咳嗽、哮喘、便秘者应积极治疗这些伴随症状,以免在咳喘、排便时用力增加腹内压而使子宫向下脱垂,影响疗效。

第七章

女性生殖器官发育异常
患者的护理

第一节 先天性无阴道

1. 定义 为双侧副中肾管发育不全的结果,故先天性无阴道几乎均合并无子宫或仅有痕迹子宫,但卵巢一般均正常。

2. 临床表现 一般无症状,多数患者系青春期后无月经来潮或婚后性交困难而就诊,极少数患者有发育正常的子宫,表现为青春期因宫腔积血而出现周期性下腹部疼痛。其外阴发育正常,无阴道口,或只有一浅窝,直肠腹部双合诊可扪及增大而有压痛的子宫。

3. 护理要点

(1)术前要点

1)按妇科阴道手术患者术前护理常规。

2)心理支持:将手术过程、预期效果等

详细情况向患者介绍,以消除她们的顾虑,帮助其克服恐惧、自卑心理,增强治疗信心,积极配合手术。

3)积极治疗局部炎症,按医嘱使用抗生素或局部涂抹含雌激素的软膏。

4)根据患者的年龄选择适当型号的阴道模型,并准备两个以上的模型及丁字带,消毒后备用。

(2)术后护理

1)按妇科阴道手术患者术后护理常规。

2)术后注意观察阴道分泌物的量、性状,有无感染,并控制首次排便时间。需使用阴道模型的患者应教会其更换阴道模型的方法。

3)患者第一次更换模型时疼痛较明显,应在更换前半小时给予止痛剂。模型型号适当,并在模型表面涂抹润滑剂,以减轻疼痛。模型应每天消毒更换。

4. 健康教育

(1)心理护理:大部分患者在知道自己不能生育时,往往会感到绝望,对生活失去信心。护士应同情和理解患者,与患者及家属沟通交流,讲解治疗的方式与效果,从而使患者及家属了解相关的疾病知识,消除顾虑,积极面对现实。

(2)出院前应评估患者是否掌握阴道模型消毒及放置方法。

(3)鼓励患者出院后坚持使用阴道模型,并每天更换消毒。

(4)青春期女性需坚持使用阴道模型至结婚有性生活为止。

(5)结婚者术后应到医院复查,阴道伤口完全愈合后方可有性生活。

第八章

妇科检查及操作护理技术

第一节 妇科门诊常见的检查及护理

一、宫颈脱落细胞学检查及护理

宫颈脱落细胞学检查是应用特制取样器取得宫颈表面脱落细胞制成涂片,将涂片染色后进行显微镜检查,得出细胞学诊断的方法。临床常用于筛查宫颈癌、宫颈上皮内瘤变(CIN)及进行普查。它具有操作简便易行、无创、准确、能早期发现宫颈癌变且可重复取材的优点。

1. 适应证

(1)已婚妇女应每年进行1次宫颈癌筛查。

(2)宫颈及宫颈管炎症需除外恶变者。

2. 禁忌证

(1)生殖系统急性炎症期。

(2)月经期。

3. 物品的准备　宫颈脱落细胞检查有两种制片方法。一种是巴氏制片(此种方法适用于大型体检或经济欠发达地区的宫颈癌筛查),另一种是超薄液基制片(超薄液基细胞检测技术简称 TCT)。巴氏制片需准备的用物:无菌窥器及一次性隔离单 1 套、无菌干燥棉球或棉签。木制宫颈刮板 1 个、玻片 1 张、95% 酒精罐及玻片染色架 1 个(固定细胞用)。超薄液基制片需准备的用物:无菌窥器及一次性隔离单 1 套、无菌干燥棉球或棉签、一次性宫颈取样刷 1 个、细胞保存液 1 瓶。

4. 操作方法　窥器暴露宫颈后,用木制刮板(图 2)的顶端或取样刷(图 3)的尖端放入宫颈口,围绕宫颈旋转 1 周,取材重点应在宫颈鳞柱交界处,取材后立即将所取分泌物转移至干净的玻片上,并放入 95% 的酒精中固定 30 分钟,再进行巴氏染色,镜检;或将宫颈取样刷放置在存有细胞保存液的小瓶

图 2　木制刮板　　图 3　取样刷　　图 4　小瓶

(图4)中,经过离心或过滤后制成上皮细胞分布均匀的玻片,经过巴氏染色后镜检。

5. 官颈细胞学诊断报告方式

(1)分级诊断法:巴氏5级分类法为我国以往常用的分级方法,此法由于对癌前病变无明确规定且不能与组织病理学诊断名称相对应等缺点,目前已被TBS分类法所取代。

(2)描述性诊断法:TBS分类法,该分类方法不仅对细胞变化有具体描述,而且对标本满意度也进行评估,是我国目前普遍使用的诊断方法。巴氏分类法与TBS分类法对照见表1。

表1 巴氏分类法与TBS分类法

	巴氏分类	TBS分类
Ⅰ级	正常细胞	未见癌细胞和上皮内病变
Ⅱ级	不典型细胞	未见癌细胞和上皮内病变
Ⅲ级	可疑恶性细胞	鳞状上皮细胞异常:无明确诊断意义的非典型鳞状上皮细胞(ASC-US);低度鳞状上皮内病变(LSIL);高度鳞状上皮内病变(HSIL)
Ⅳ级	高度可疑恶性细胞	高度鳞状上皮内病变(HSIL)
Ⅴ级	肯定恶性细胞	鳞癌 腺癌 非上皮性恶性肿瘤

6. 护理要点

(1)做好检查前的健康指导,向患者讲解有关宫颈脱落细胞检查的意义及步骤,以获得患者的配合。

(2)准备好检查所需用物,反复核对患者姓名,并写在载玻片或细胞保存液小瓶上。

(3)准备好屏风遮挡,协助患者摆好体位。

(4)取材前患者应 48 小时内无性生活、盆浴和阴道检查、阴道放药史。

(5)为了保障涂片的质量,取材时动作应轻、稳、准,避免损伤组织引起出血;若阴道分泌物较多,应用无菌干燥棉球擦拭后再取标本。

特别提示

使用木制刮板取材进行涂片时,要向一个方向均匀涂抹,禁忌反复涂抹,以免破坏细胞而影响检验结果。

(6)及时收取标本,做好登记送检。

(7)做好检查后的健康指导,告知患者领取检验结果的时间,嘱其及时将检验结果反馈给医生。

二、阴道镜检查及护理

阴道镜是用于观察子宫颈、阴道、外阴上皮和血管改变的一种内镜。是临床常用的辅助诊断、治疗后随访、评估的重要手段。

1. 适应证

（1）宫颈细胞学检查异常者。

（2）有临床异常症状者：血性白带；接触性出血等。

（3）有临床可疑体征者：宫颈表面不光滑，有溃疡、糜烂、突起、血管粗大等。

（4）外阴、阴道、宫颈有 HPV 感染者。

（5）外阴、阴道、宫颈癌前病变和癌治疗后追踪随访者。

2. 禁忌证

（1）下生殖道有急性感染者。

（2）阴道冲洗及上药在 72 小时内；24 小时有性交、阴道内诊等。

（3）月经来潮者。

3. 物品的准备　电子阴道镜 1 台、无菌窥器及一次性检查垫 1 套、无菌检查包 1 个（内有活体钳、镊子、纱布、棉球等）、消毒用碘伏、止血药及检查用 4% 冰醋酸溶液、5% 碘化钾溶液、生理盐水、标本瓶等。

4. 操作方法

(1)取膀胱截石位,打开窥器充分暴露宫颈。

(2)棉球擦去分泌物和黏液,动作应轻柔,以免损伤上皮。

(3)用浸有4%冰醋酸溶液的棉球淋湿宫颈表面并停留30秒后取出醋酸棉球,观察宫颈是否出现醋白上皮。

(4)用浸有5%碘化钾溶液的棉球涂抹整个宫颈表面,观察宫颈碘着色情况,碘不着色的区域为碘试验阴性,可根据情况取活检。

5. 护理要点

(1)向患者讲解有关阴道镜检查的目的、意义及检查过程,以消除患者的紧张情绪,达到患者积极配合检查的目的。

(2)准备好检查所需物品,反复核对患者姓名、年龄、病历号并输入计算机。

(3)再次询问近2日内有无阴道检查、阴道上药、性交史。

(4)准备好屏风遮挡,协助患者摆好体位。

(5)做好检查中的护理配合,需要取活检者,应认真填写病理单、备好标本瓶,并核对患者姓名后写在标本瓶上。

(6)及时将病理标本做好登记、送检。

(7)做好检查后的健康指导,对送病理的患者应告知领取检验结果的时间,嘱其及时将检验结果反馈给医生。

(8)为阴道镜检查高危患者建立高危登记卡,告知复诊时间,做好随访工作。

三、宫颈活组织检查术

宫颈活组织检查是在阴道镜图像可疑或异常及碘试验阴性区域取小部分组织进行病理学检查,达到确定宫颈病变性质的一种常用临床方法。根据取材的方法不同可分为局部活组织检查和宫颈锥形切除。目前常用宫颈电环切除术(简称 LEEP)。

(一)局部组织检查

1. 适应证

(1)宫颈脱落细胞检查 TBS 分类鳞状上皮细胞异常者。

(2)细胞学检查持续可疑或阳性,但阴道镜检查阴性或不满意者。

(3)肉眼可见宫颈溃疡或赘生物者。

2. 禁忌证

(1)生殖道急性感染者。

(2)月经期及妊娠期。

(3)有出血倾向者:如血液病患者。

3. 物品准备 一次性无菌窥器及一次性隔离单 1 套,取活检包 1 个(内有无菌孔巾,宫颈钳 1 把、宫颈活检钳 1 把、无齿长镊 1 把、尾纱 1 块,纱布、棉球及棉签若干),止血药,标本瓶(内有 10% 福尔马林液),外用消毒液。

4. 操作方法

(1)患者排空膀胱后,取膀胱截石位。

(2)打开取活检包,常规消毒外阴后铺无菌孔巾。

(3)窥器暴露宫颈,消毒阴道和宫颈。

(4)用宫颈钳取病变组织。

(5)宫颈局部喷上止血药并填上尾纱 1 块进行压迫止血。

(6)将取下组织放在标本瓶中,填写病理申请单,送检。

5. 护理要点

(1)术前护理要点

1)术前指导患者应在月经干净后 3 ~ 7 天且无性生活及阴道检查、上药情况下进行手术。

2)告知患者手术的目的、过程,以消除

患者恐惧心理,并取得患者的配合。

3)摆好屏风为患者营造一个温馨、舒适、安全的手术环境。

4)协助患者摆好体位。

(2)术中护理要点

1)密切观察患者术中情况,及时给予心理支持,确保手术顺利进行。

2)做好术中配合,将取材部位及时、准确地填写在病理申请单及标本瓶上。

(3)术后护理要点

1)告知患者术后 12 小时取出阴道尾纱,保持会阴干燥、清洁,禁同房及盆浴 1个月。

2)及时将病理标准做好登记、送检。

3)告知患者领取病理结果的时间,嘱其及时将结果反馈给医生。

(二)宫颈锥切术

1. 适应证

(1)宫颈上皮内瘤变Ⅱ、Ⅲ级的治疗。

(2)怀疑早期浸润癌或原位癌,为明确诊断、确定下一步处理。

(3)持续宫颈上皮内瘤变Ⅰ级或宫颈上皮内瘤变Ⅰ级随访不便者。

(4)宫颈上皮内瘤变Ⅲ级且要求保留生

育者。

(5)病灶扩展至宫颈管内。

(6)细胞学检查阳性,阴道镜检查不满意。

2. 禁忌证

(1)生殖道急性感染者。

(2)月经期。

(3)有出血倾向者:如血液病患者。

3. 物品准备　LEEP 电刀 1 台,一次性电极 2~3 个,一次性无菌窥器及一次性隔离单 1 套,无菌锥切包 1 个(内有无菌孔巾,无齿长镊 1 把、尾纱 1 块,纱布、棉球及棉签若干),止血药,标本瓶(内有 10% 福尔马林液),外用消毒液。

4. 操作方法

(1)常规消毒外阴后铺巾,窥器充分暴露宫颈,生理盐水擦去黏液及分泌物,并进行宫颈消毒。

(2)调节高频电波治疗仪于电切和电凝档,选择适当功率;根据宫颈大小形状、病变范围及程度,选择合适大小的环形电极。

(3)进行阴道镜检查,标识异常转化区周边范围,在碘液不着色外 3~5mm,环形切割,宫颈内口深切,必要时用方形或锥形电极补切宫颈管。对于瘤变级别高的病变,选择性进行二次切除。

(4)调换电凝档,用圆球形电极电凝止血。宫颈创面喷放止血药并填尾纱 1~2 块,嘱患者 24 小时后取出。术后给予抗生素预防感染。

5. 护理要点

(1)术前护理要点

1)术前询问患者月经干净时间、有无近期性生活及阴道检查、上药史。

2)向患者说明手术的目的、过程以消除患者恐惧心理,取得患者的配合。

3)摆好屏风,为患者营造一个温馨、舒适、安全的手术环境。

4)协助患者摆好手术体位,并注意保温。

(2)术中护理要点

1)密切观察患者术中情况,及时给予心理支持,确保手术顺利进行。

2)做好术中配合,做好标本标记。

(3)术后护理要点

1)做好健康宣教,嘱患者保持会阴干燥、清洁,禁同房及盆浴 1 个月。

2)告知患者术后 12 小时取出阴道

尾纱。

3)告知患者注意观察阴道出血情况,若出血多及时就诊。

4)告知患者领取病理结果的时间,嘱其及时将结果反馈给医生。

5)及时将病理标本做好登记、送检。

第二节　妇科护理操作技术

一、PICC 的护理

1. 定义　经外周穿刺置入中心静脉导管是由外周静脉穿刺插管,其尖端定位于腔静脉的导管,可为患者提供中、长期的静脉输液治疗。

2. 适应证

(1)应用刺激性强的药物或毒性药物治疗的患者。如应用肠外营养药、化疗药等。

(2)需长期输液且静脉条件较差的患者。

(3)需要家庭治疗的患者。

(4)外周静脉输注限制。

(5) 23～30 周的早产儿(极低体重儿<1.5kg)。

3. 禁忌证

(1)患者肘部静脉条件太差。

(2)肘部穿刺部位有感染或损伤。

(3)乳腺癌手术后患者的患侧手臂肿胀者。

4. 操作前准备

(1)评估患者

1)年龄、性格、疾病状况。

2)活动状况、患者的配合程度。

3)心理状态、病程。

4)穿刺部位的皮肤、血管情况。

5)心功能情况,是否安装起搏器。

6)上半身有无手术史及外伤史。

7)患者血常规及凝血功能结果。

8)确认患者已签知情同意书。

(2)患者准备

1)了解 PICC 的目的、穿刺过程、注意事项及配合要点。

2)心理准备:如导管留置期限及长期输液的可能。

3)取舒适卧位。

(3)操作者准备:衣帽整洁,修剪指甲,洗手,戴口罩。

(4)用物准备

1）PICC 穿刺包：可撕裂安全型导入鞘、硅胶导管（导丝）、止血带、纸尺、剪刀一把或导管切割器、使用说明。

2）治疗盘内备：皮肤消毒剂、无菌止血钳或镊子 2 把、大棉球若干、治疗碗 2 个、两副无菌手套、肝素帽/正压接头、弯盘、10ml 注射器及针头、无菌生理盐水、无菌稀释肝素液、无菌治疗巾 2 块、无菌孔巾 1 块、无菌纱布若干、无菌透明敷贴、胶布。

（5）环境准备：安静、整洁、舒适、安全。

5. 操作步骤

（1）选择合适的静脉

1）患者平卧，上臂外展与躯干呈 90°。

2）在预期穿刺部位以上 10cm 扎止血带。

3）评估患者的血管状况，并选择贵要静脉为最佳，其次为肘正中静脉，再次为头静脉。

4）松开止血带。

（2）测量定位

1）测量导管尖端所在的位置，患者平卧，上臂外展与躯干呈 90°。上腔静脉测量法：从预穿刺点沿静脉走向到右胸锁关节再向下至第三肋间隙。

2）测量上臂中段周径（臂围基础值），新

生儿及小儿应测量双臂臂围。

（3）建立无菌区

1）打开 PICC 穿刺包,戴手套。

2）应用无菌技术,准备肝素帽/正压接头,抽吸生理盐水稀释的肝素液。

3）将第一块治疗巾垫在患者手臂下。

（4）消毒穿刺部位

1）按照无菌原则消毒穿刺部位,消毒范围 10cm × 10cm。

2）更换无菌手套。

3）铺孔巾及第二块治疗巾,扩大无菌区。

（5）预冲导管

1）用注满生理盐水的注射器连接"T"型管并冲洗导管。

2）撤出导丝至比预计长度短 0.5 ~ 1cm 处。

（6）按预计导管长度修剪导管。

（7）扎止血带

1）助手在上臂扎上止血带,使静脉充盈。

2）取出穿刺针,握住回血腔两侧,去除针帽,转动针芯。

（8）再次核对。

（9）静脉穿刺。

以 15°~30°的角度进行穿刺，见回血后，立即降低穿刺角度，再进针少许，进一步推进导入鞘，确保导入鞘进入静脉。

(10)从安全型导入鞘中退出穿刺针

1)松开止血带。

2)左手示指固定导入鞘避免移位。

3)中指轻压导入鞘尖端所处上端的血管。

4)按住白色针尖保护按钮，确认穿刺针回缩至针尖保护套中。

5)将针尖保护套放入指定的锐器收集盒内。

(11)植入 PICC 导管：轻轻拿住 PICC 外套导入，送至导入鞘末端，然后将 PICC 导管沿导入鞘逐渐缓慢地送入静脉。

(12)退出导入鞘

1)将 PICC 导管送入静脉至少 10~15cm 之后，即可退出导入鞘。

2)指压导入鞘上端静脉固定导管。

3)从静脉内退出导入鞘，使其远离穿刺部位。

（13）撕裂并移出导入鞘：撕裂导入鞘并从置管上方撤离，同时嘱患者头转向穿刺方向，下颌贴于肩部，将导管送至"0"点位置。

（14）移去导引钢针：一手固定导管圆盘，一手撤除导丝。

（15）抽吸与封管

1）用生理盐水注射器抽吸回血，并注入生理盐水，确定是否通畅。

2）连接肝素帽或正压接头。

3）肝素盐水正压封管（肝素液浓度：$50 \sim 100U/ml$）。

（16）最后一次核对。

（17）清理穿刺部位。

（18）固定导管，覆盖无菌敷料。

（19）通过 X 线拍片确定导管尖端位置。

（20）妥善安置患者，整理用物。

（21）洗手。

（22）记录。

6. 术后护理措施

（1）做好心理护理，向患者说明注意事项，做好宣教工作。

（2）保证进针部位皮肤的清洁干燥，穿刺后第一个 24 小时更换一次敷料，以后每周常规更换敷料 $1 \sim 2$ 次，敷料不粘或污染时，应及时更换。

(3)更换敷料时,注意不要损伤导管。撕敷料时应顺着导管的方向由下向上,以免拔出导管。

(4)保证管道通畅,用脉冲方式冲洗导管,并正压封管。限用 10ml 注射器进行封管。

(5)静脉推药时,速度不要过快。

(6)肝素帽/正压接头应每周更换 1 次。

(7)注意观察穿刺部位的情况,有无红肿并倾听患者主诉,及早发现并发症的早期征象,并及时处理。

(8)拔管:轻缓地拔出导管,注意不要用力过度,拔管后 24 小时内要用无菌敷料覆盖伤口,以免发生拔管后静脉炎。

(9)不能在 PICC 同侧测血压或穿刺。

(10)不建议用 PICC 测中心静脉压。

(11)认真做好记录。

二、经腹壁腹腔穿刺

经腹壁腹腔穿刺术是指在无菌条件下用穿刺针经腹壁进入腹腔抽取腹腔及盆腔积液行化验检查、细菌培养及脱落细胞学检查,以明确积液性质或查找肿瘤细胞。

1. 适应证及目的

(1)明确腹腔积液的性质,找出病源,协助诊断。

(2)鉴别贴近腹壁的肿物性质。

(3)适量地抽出腹水,以减轻患者腹腔内的压力,缓解腹胀、胸闷、气急、呼吸困难等症状,减少静脉回流阻力,改善血液循环。并且使腹壁松软便于行盆腔检查。

(4)向腹膜腔内注入化疗药物进行腹腔化疗。

(5)气腹造影时,穿刺注入二氧化碳,行X线摄片,盆腔器官能够清晰显影。

(6)注入一定量的空气(人工气腹)以增加腹压,使膈肌上升,间接压迫两肺,减小肺活动度,促进肺空洞的愈合,在肺结核空洞大出血时,人工气腹可作为一项止血措施。

2. 禁忌证

(1)疑有腹腔内严重粘连,特别是晚期卵巢癌盆腔广泛转移致肠梗阻者。

(2)疑为巨大卵巢囊肿者。

(3)大量腹水伴有严重电解质紊乱者忌大量放腹水。

(4)精神异常或不能配合者。

3. 物品准备 无菌腹腔穿刺包1个,内

有洞巾、穿刺针或长穿刺针 1 个、20ml 注射器、小圆碗 1 个、纱布、培养瓶 2 个、无菌手套、敷料、橡皮管。

4. 术前准备

（1）操作室消毒。

（2）核对患者姓名，查阅病历、腹部平片及相关辅助检查资料。

（3）清洁双手（双手喷涂消毒液或洗手）。

（4）做好患者的思想工作，向患者说明穿刺的目的和大致过程，消除患者顾虑，争取充分合作。向患者及家属交待腹腔穿术的风险并签署知情同意书。

（5）测血压、脉搏，量腹围、检查腹部体征。

（6）术前嘱患者排尿，以防刺伤膀胱。

（7）准备好腹腔穿刺包、无菌手套、口罩、帽子、2% 利多卡因、5ml 注射器、20ml 注射器、50ml 注射器、引流袋、消毒用品、胶布、盛器、量杯、弯盘、500ml 生理盐水、腹腔内注射所需药品、无菌试管数只（留取常规、生化、细菌、病理标本）、多头腹带、靠背椅等。

（8）戴好帽子、口罩。

（9）引导患者进入操作室。

5. 操作方法

（1）术前测量血压,保证血压在基本正常情况下操作。

（2）术前选好体位和穿刺点。腹腔积液量较多或拟行囊内穿刺者,应取仰卧位;积液量较少时,取半卧位或侧卧位。穿刺点通常选择在脐与左髂前上嵴连线中外 1/3 交界处,囊内穿刺点应在囊性感明显部位。如果腹腔内有肿物时,可行 B 超确定穿刺点部位后再进行穿刺。选好穿刺点,常规消毒穿刺皮肤区后铺洞巾。

（3）穿刺通常不需麻醉,精神过于紧张者,于 0.5% 利多卡因行局麻直达腹膜。

（4）穿刺针在选定的穿刺点垂直刺入,针头有阻力消失感时证明穿透腹膜,停止再进入,避免刺伤血管及肠管。拔出针芯,见有液体流出,随即连接 20ml 注射器或引流袋,按需要量抽取液体或注入药物。

（5）操作结束,拔出穿刺针,局部再次消毒,覆盖无菌纱布或敷料,压迫 10～15 分钟后,用胶布固定。

6. 护理要点

（1）术前向患者讲解经腹壁腹腔穿刺的目的和操作过程,减轻其心理压力。

（2）术中严密观察患者的生命体征，注意引流管是否通畅，记录腹水性质及出现的不良反应。若出现休克现象，应立即停止放腹水。

（3）拟放腹水者，针头必须固定好，放腹水速度应缓慢，每小时不应超过1000ml，一次放腹水不应超过4000ml，以免腹压骤减，导致患者出现休克征象。术后应紧束腹带。

（4）抽出液体应标记后及时送检，脓性液体应做细菌培养和药物敏感试验。

（5）腹腔注入药物的患者术后应左右翻身，以利于药物在腹腔内充分的弥散。

（6）术后患者需卧床休息8~12小时，遵医嘱给予抗生素预防感染。

7. 注意事项

（1）术中密切观察患者，如有头晕、心悸、恶心、气短、脉搏增快及面色苍白等，应立即停止操作，并进行适当处理。

（2）放腹水不宜过快、过多，肝硬化患者一次放液一般不超过3000ml，过多放液可诱发肝性脑病和电解质紊乱。放液过程中要注意腹水的颜色变化。

（3）放腹水时若流出不畅，可将穿刺针稍作移动或稍变换体位。

（4）术后嘱患者平卧，并使穿刺孔位于上方以免腹水继续漏出；对腹水量较多者，为防止漏出，在穿刺时即应注意勿使皮肤到腹膜壁层的针眼位于一条直线上。

特别提示　方法是当针尖通过皮肤到达皮下后，即在另一手协助下，稍向周围移动一下穿刺针头，尔后再向腹腔刺入。

如遇穿刺孔继续有腹水渗漏时，可用蝶形胶布或火棉胶粘贴。大量放液后，需束以多头腹带，以防腹压骤降、内脏血管扩张引起血压下降或休克。

（5）注意无菌操作，以防止腹腔感染。

（6）放液前后均应测量腹围、脉搏、血压，检查腹部体征，以观察病情变化。

三、阴道冲洗

（1）术前 1 日：用 0.2%碘伏液冲洗外阴，用肥皂水润滑窥器，放窥器，肥皂水棉球擦洗阴道，旋转窥器，尽量全面地擦到阴道壁，0.2%碘伏液反复冲洗。下压窥器使水流尽。放灭滴灵片 0.2g 于阴道后穹隆处。

（2）术晨：用肥皂水棉球擦洗外阴，

0.2%碘伏液冲洗外阴,放窥器,0.2%碘伏液冲洗,下压窥器使水流出,用浓碘伏擦洗宫颈及穹隆部。全子宫切除者宫颈及后穹隆处涂龙胆紫。宫颈癌根治术及子宫次广泛切除术者不涂龙胆紫。

四、阴道或宫颈上药

(1)阴道上药:嘱患者排空膀胱,膀胱截石位躺于妇科检查床上,上药前应先行阴道灌洗或擦洗(阴道出血者禁用),窥器暴露阴道、宫颈后,用无菌干棉球拭去子宫颈、阴道后穹隆、阴道壁黏液或炎性分泌物,将药物放置于阴道后穹隆。

(2)宫颈棉球上药:宫颈棉球上药适用于宫颈亚急性或急性炎症伴有出血者,常用药物有止血药粉或抗生素等,用带有线尾的棉球蘸药后塞至子宫颈处,将线尾置于阴阜侧上方并用胶布固定,嘱患者于放药 12~24小时后取出。

五、会阴擦洗

铺一次性臀垫于臀下,协助患者屈膝仰卧位,双膝屈曲向外分开,脱去对侧裤腿,盖在近侧腿部,并盖上浴巾,对侧腿用盖被遮盖,暴露会阴部,将弯盘、无菌治疗碗置于两腿间,夹消毒棉球于无菌治疗碗内,两手各持一把镊子,其中一把用于夹取无菌的消毒棉球,另一把接过棉球进行擦洗。擦洗顺序:会阴伤口、尿道口和阴道口、小阴唇、大阴唇、阴阜、大腿内侧1/3、会阴体至肛门,由内向外、自上而下,干棉球擦干,顺序同前,每个棉球限用 1 次,将用过的棉球放于弯盘内,镊子放于无菌治疗碗内。

第二篇
产科护理

产科一般护理常规

(1)每日测体温、脉搏 2 次,体温在37.5℃以上者,每日测体温 4 次,高热者按高热护理常规。

(2)随机抽取血、尿标本,送常规检查。

(3)每周测体重 1 次。

(4)严密观察病情变化及治疗反应,发现阴道出血、下腹痛等异常情况及时通知医生。阴道出血者保留排出物及会阴垫以备观察用。

(5)生活不能自理者,如阴道出血、发热、重度贫血、腹部术后及长期保留导尿管者,每日清洁外阴 1~2 次。

(6)危重及昏迷者,按重病及昏迷护理常规。

(7)记录大便次数,3 日无大便者给予缓泻剂。

产前护理常规

(1)按产科一般护理常规。

(2)进行妇幼卫生及计划生育宣教。

(3)如有胎膜早破、临产时送待产室,若

胎儿先露未入盆、臀位而胎膜已破者用平车送至待产室。宫口开大 3cm 以上者应禁止灌肠。

分娩镇痛工作常规和护理

1. 产房需配备的抢救用品及监护设备

(1)氧气、麻醉机(可加压给氧)、吸引器、心电监护仪(包括 ECG,BP,SpO_2)、胎心宫缩描记仪(CTG)。

(2)麻醉抢救设备:喉镜、气管导管、牙垫、加压呼吸囊、吸痰管等。

(3)麻醉药物及常用抢救药物。

(4)麻醉器械(穿刺包、患者自控镇痛泵、手套等)。

2. 椎管内阻滞分娩镇痛工作常规

(1)镇痛方法:腰麻硬膜外联合镇痛 + 患者自控镇痛法。

(2)适应证:所有自愿接受麻醉镇痛分娩的产妇而无以下禁忌证者。

(3)麻醉方面禁忌证

1)中枢神经系统疾患:如脑脊膜炎、脊髓灰质炎、颅内压增高以及有严重头痛者;

2)全身化脓性感染以及在穿刺部位及

其邻近组织有炎症者;

3)重症休克及未纠正的低血容量者;

4)败血症、凝血机制障碍及全身肝素化者,血小板小于$100 \times 10^9/L$者;

5)脊柱外伤、畸形、过度肥胖、穿刺点标志不清者;

6)急性心力衰竭或冠心病发作者;

7)椎管内肿物和其他病变或经过多次重复穿刺注药者;

8)癔病、情绪特别紧张不合作者;

9)贫血(Hb < 8g/L)、恶病质、衰弱者;

(4)产科方面禁忌证

1)产道异常、头盆不称等选择性剖宫产者;

2)多胎妊娠者;

3)潜伏期末,羊水Ⅱ度以上污染者;

4)瘢痕子宫者;

5)产前出血未查明原因者。

3. 护理

1)由患者提出申请,产科医师或助产士经检查无禁忌证者通知麻醉科医师;

2)麻醉师经复核无禁忌证后,与家属谈话签定麻醉同意书;

3)麻醉前嘱产妇排尿,并开放静脉

通道；

4）宫口开大 2～3cm 开始实施麻醉操作，并由助产士协助摆体位，与麻醉师一起核对镇痛药物并固定硬膜外导管；

5）麻醉中由麻醉师和助产士共同负责监护血压、心率、呼吸，发现问题及时处理，置管完成后，麻醉师观察 30 分钟再离开，以后产科发现异常通知麻醉科处理，麻醉中的一切情况全部记录于麻醉单中，并随病历入病案室保存；

6）产科医师和助产士严密观察产程并详细记录，条件允许行胎心宫缩监护（CTG）监测；

7）麻醉镇痛持续到第一产程末，于第三产程末拔除硬膜外导管；

8）术后 24 小时内麻醉师对患者进行访视。

第一章

妊娠期护理

第一节　妊娠诊断

　　为便于掌握妊娠不同时期的特点,临床将妊娠全过程共 40 周分为 3 个时期:妊娠 12 周末以前称早期妊娠;第 13 ~ 27 周末称中期妊娠;第 28 周及其后称晚期妊娠。

　　1. 早期妊娠的诊断

　　(1)病史与症状

　　1)停经:生育年龄妇女,平时月经周期规律,一旦月经过期 10 日或以上,应疑为妊娠。若停经已达 8 周,妊娠的可能性更大。停经可能是妊娠最早与最重要的症状。停经不一定就是妊娠,应予以鉴别。哺乳期妇女月经虽未恢复,仍可能再次妊娠。

　　2)早孕反应:约半数妇女于停经 6 周左右出现畏寒、头晕、乏力、嗜睡、流涎、食欲不振、喜食酸物或厌食油腻、恶心、晨起呕吐等症状,称早孕反应。恶心、晨起呕吐可能与体内绒毛膜促性腺激素(HCG)增多、胃酸分泌减少以及胃排空时间延长有关。早孕反应多于妊娠 12 周左右自行消失。

3)尿频:于妊娠早期出现尿频,系增大的前倾子宫在盆腔内压迫膀胱所致,约于妊娠 12 周以后,当宫体进入盆腔不再压迫膀胱时,尿频症状自然消失。

(2)检查与体征

1)妇科检查:阴道及宫颈松软,因充血而呈紫蓝色。妊娠 6~8 周时,由于子宫峡部变得非常柔软,双合诊检查时感觉宫颈与宫体似不相连,称为黑加征。随妊娠进展,宫体呈圆球形,且逐月增大,12 周后子宫超出盆腔时,可在耻骨联合上方触及。

2)乳房的变化:自妊娠 8 周起,受增多的雌激素及孕激素影响,乳腺腺泡及乳腺小叶增生发育,使乳房逐渐增大。孕妇自觉乳房轻度胀痛及乳头疼痛,初孕妇较明显。哺乳期妇女一旦受孕,乳汁分泌明显减少。检查见乳头周围皮肤(乳晕)着色加深,乳晕周围有蒙氏结节显现。

(3)辅助检查

1)妊娠试验:妊娠试验是利用 HCG 的生物学或免疫学特点,检测受试者体内

HCG 水平的方法。孕妇尿液含有 HCG,可用免疫学方法(临床多用试纸法)检测,若为阳性,在白色显示区上下呈现两条红色线,表明受检者尿中含有 HCG,可协助诊断早期妊娠。

2)B 型超声显像法:是检查早期妊娠快速准确的方法。在增大的子宫轮廓中,见到来自羊膜囊的圆形光环(妊娠环),妊娠环内为液性暗区(羊水)。最早在妊娠 5 周时见到妊娠环。若在妊娠环内见到有节律的胎心搏动和胎动,可确诊为早期妊娠、活胎。

3)超声多普勒法:在增大的子宫区内,用超声多普勒仪能听到有节律、单一高调的胎心音,胎心率多在 150~160 次/分,可确诊为早期妊娠且为活胎,最早出现在妊娠 7 周时。此外,还可听到脐带血流音。

4)宫颈黏液检查:宫颈黏液量少质薄,涂片干燥后光镜下见到排成行的椭圆体,不见羊齿植物叶状结晶,则早期妊娠的可能性大。

5)黄体酮试验:应用孕激素在体内突然撤退时引起子宫内膜脱落出血的原理,对既往月经周期正常,此次月经过期,可疑妊娠的妇女,每天肌内注射黄体酮 20mg,连续 3~5 天,如停药 3~7 天内有阴道出血,可以排除妊娠;如超过 7 天仍未出血者,妊娠的可能性很大。

6)基础体温测定:具有双相型体温的妇女,停经后高温相持续 18 日不下降者,早期妊娠的可能性大。高温相持续 3 周以上者,早孕的可能性更大。基础体温能反映黄体功能,但不能反映胚胎情况。

尽管经产妇自己有时也能作出早期妊娠的诊断,但当就诊时停经日数还少,常需根据病史、体征及辅助检查结果综合判断,才能确诊早孕。对临床表现不典型者,应注意与卵巢囊肿、囊性变的子宫肌瘤以及膀胱尿潴留相鉴别。

注意不应将妊娠试验阳性作为唯一的诊断依据,因有时也会出现假阳性,尽管免疫学方法(试纸法)的敏感度极高,也应结合病史、体征以及 B 型超声结果,以免误诊。

2. 中、晚期妊娠的诊断 妊娠中期以后,子宫明显增大,能扪及胎体,感到胎动,听到胎心音,容易确诊。

(1)病史与症状:有早期妊娠的诊断,并逐渐感到腹部增大和自觉胎动,能扪及胎体,听到胎心,确诊妊娠多无困难。

(2)检查与体征

1)子宫增大:子宫随妊娠进展逐渐增大。

检查腹部时,根据手测宫底高度及尺测耻上子宫长度(表2),可以判断妊娠周数。宫底高度因孕妇的脐耻间距离、胎儿发育情况、羊水量、单胎或多胎等而有差异,故仅供参考。

表2 不同妊娠周数的宫底高度及子宫长度

妊娠周数	妊娠月数*	手测子宫底高度	尺测耻上子宫底高度(cm)
12周末	3个月末	耻骨联合上2~3横指	
16周末	4个月末	脐耻之间	
20周末	5个月末	脐下1横指	18(15.3~21.4)
24周末	6个月末	脐上1横指	24(22.0~25.1)
28周末	7个月末	脐上3横指	26(22.4~29.0)
32周末	8个月末	脐与剑突之间	29(25.3~32.0)
36周末	9个月末	剑突下2横指	32(29.8~34.5)
40周末	10个月末	脐与剑突之间或略高	33(30.0~35.3)

注:* 妊娠月 =4周

2)胎动:妊娠18~20周孕妇可自觉胎儿在子宫内活动,此称为胎动。胎动是胎儿情况的反映,每小时3~5次。妊娠周数越多,胎动越活跃,但至妊娠末期胎动逐渐减少。腹壁薄且松弛的经产妇,甚至可在腹壁上看到胎动。检查腹部时可扪到胎动,也可用听诊器听到胎动音。

3)胎心音:于妊娠 20 周左右,用听诊器经孕妇腹壁能听到胎儿心音,呈双音,如钟表的"滴答"声,每分钟 120 ~ 160 次。于妊娠 24 周以前,胎儿心音多在脐下正中或稍偏左、右听到。于妊娠 24 周以后,胎儿心音多在胎背所在侧听得最清楚。

特别提示

听到的胎心音需与子宫杂音、腹主动脉音、胎动音及脐带杂音相区分。子宫杂音为血液流过扩大的子宫血管时出现的吹风样低音响。腹主动脉音为咚咚样强音响,两种杂音均与孕妇脉搏相一致。胎动音为强弱不一的无节律音响。脐带杂音为脐带血流受阻出现的与胎心率一致的吹风样低音响。

4)胎体:妊娠 20 周后可于腹壁触到胎体,妊娠 24 周后更为清楚。可区分圆而硬有浮球感的胎头,宽而软形状不规则的胎臀,宽而平坦的胎背和小儿不规则的四肢。

(3)辅助检查

1)超声检查:B 型超声显像于妊娠 15 周后可显示胎体、胎动、胎心搏动、胎头及胎盘等完整图像,可确诊妊娠、活胎及胎儿的数目。超声多普勒法可测出胎心音、胎动音、脐带血流音及胎盘血流音等。超声检查对经腹部检查不能确定胎位，或胎心音未听清楚者更有意义，并能鉴别正常妊娠、多胎、异位妊娠等。

2）胎儿心电图：目前国内常用间接法检测胎儿心电图，通常于妊娠 12 周以后即能显示较规律的图形，于妊娠 20 周后的成功率更高。本法优点为非侵入性，可以反复使用。

第二节　妊娠期管理

定期产前检查的目的是明确孕妇和胎儿的健康状况，及早发现并治疗妊娠合并症和并发症（如妊娠期高血压疾病、妊娠合并心脏病等），及时纠正胎位异常，及早发现胎儿发育异常。产前护理评估主要通过定期产前检查来实现，收集完整的病史资料、定期体格检查，为孕妇提供连续的整体护理。

1. 产前检查的时间

（1）产前检查的时间应从确诊为早孕时开始。早孕化验检查包括肝、肾功能，感染疾病筛查，血、尿常规，宫颈涂片，各项化验结果均正常后方可建病历。

(2)妊娠 12～24 周每 8 周检查 1 次。孕 20 周做彩超。孕 14～20 周做唐氏筛查,此项检查需空腹,高龄及唐氏异常者做羊水穿刺。

(3)妊娠 24～36 周后每 2 周检查 1 次。孕 24 周做糖筛检查(55g 葡萄糖),有异常者做 OGTT(82.5g 葡萄糖)。血型鉴定:母亲 O 型、丈夫 A、AB、B 型者做 ABO 溶血试验。

(4)妊娠 36 周后每周检查 1 次。如妊娠 40 周后仍未临产且无任何异常,需每隔 3 天检查 1 次,直至 41 周引产。表 3。

特别提示 凡属高危妊娠者,应酌情增加产前检查次数。

表 3 理想的产前检查时间及项目

周数	检查项目	
一般检查		
8 周	例行检查	超声波检查
12 周	例行检查	
16 周	例行检查	
20 周	例行检查	
24 周	例行检查	
28 周	例行检查	

续表

周数	检查项目	
30 周	例行检查	
32 周	例行检查	实验室检验
34 周	例行检查	超声波检查
36 周	例行检查	
37 周	例行检查	
38 周	例行检查	骨盆腔检查
39 周	例行检查	
40 周	例行检查	

特殊检查

16～18 周	母血唐氏综合征筛检 羊膜穿刺检查
24～28 周	55g 葡萄糖检查

注：于妊娠第 6 周或第 1 次检查,须包括下列检查项目

（1）问诊:家庭疾病史、过去疾病史、过去孕产史、本胎不适症状;

（2）身体检查:体重、身高、血压、甲状腺、乳房、盆腔检查、胸部及腹部检查;

（3）实验室检查:血液常规、血型、Rh 因子、VDRL、尿液常规、子宫颈涂片细胞检验。

> **特别提示**
>
> 1. 例行产检内容包括。
>
> (1) 问诊内容:本胎不适症状如水肿、静脉曲张、出血、腹痛、头痛、痉挛等。
>
> (2) 身体检查:体重、血压、子宫底高度、胎心、胎位。
>
> (3) 实验室检查:尿蛋白、尿糖。
>
> 2. Rubella IgG(-)的妇女,宜在产后注射疫苗。

2. 病史

(1) 健康史

1) 个人基本资料:包括年龄、体重、籍贯、教育程度、职业、经济状况、婚姻及家庭状况。当孕妇年龄小于 16 岁或年龄大于 35 岁时,均易发生头盆不称及妊娠期高血压,而低龄妊娠更容易早产,高龄则分娩唐氏综合征及畸形儿的概率增加。孕妇身高若小于 150cm,则头盆不称的危险性较高。如果孕期体重控制不当,易患妊娠期糖尿病,更会有许多合并症的产生。孕妇的职业若是暴露在有害的环境中,或未能提供母儿足够的营养,或是孕妇有抽烟、滥用药物或饮酒等习性,或是婚姻关系不和谐,均会增加妊娠时母亲及胎儿的危险性。

2)过去史:重点问诊高血压、心脏病、糖尿病、肝肾疾病、血液病、传染病(如结核病)等,注意其发病时间和治疗情况,有无手术史及手术名称。

3)月经史:询问月经初潮的年龄、月经周期和月经持续时间。月经周期的长短因人而异,了解月经周期有助于准确推算预产期。

4)家族史:询问家族中有无高血压、糖尿病、双胎、结核病等病史。

5)丈夫健康状况:了解孕妇的丈夫有无烟酒嗜好及遗传性疾病等。

(2)孕产史:包括过去孕产史及此次妊娠状况。

1)最后一次月经(LMP):指妊娠前的最后一次月经的第1天。LMP往后推算280天即为预产期。

2)妊娠周数:由妊娠前的最后一次月经的第1天起往后推算即为孕妇当时的妊娠周数。

3)妊娠次数:简称孕次,指妊娠次数,以字母"G"缩写代表,包括初孕妇及经孕妇。

初孕妇是指第 1 次妊娠的妇女;经孕妇则指第 2 次或第 2 次以上妊娠的妇女。

4)产次:指 20 周以后的生产次数,包括死产和活产,以字母"P"缩写代表。又分为初产妇及经产妇。

特别提示

> 初产妇是指第 1 次生下 20 周以上婴儿的妇女;经产妇则指第 2 次或第 2 次以上生下 20 周以上婴儿的妇女。

5)流产:指胎儿在妊娠 20 周以前娩出,以字母"A"缩写代表。又分为自然流产及人工流产。自然流产以字母"SA"缩写代表;人工流产以字母"AA"缩写代表。

6)早产:指妊娠满 28 至不满 37 足周娩出。

7)足月妊娠:指妊娠 37 ~42 周。

8)过期妊娠:指胎儿在妊娠 42 周以后娩出。

9)自然产(NSD):指胎儿经由阴道自然娩出。

10)剖宫产(CIS):指胎儿经由腹部娩出。

3. 预产期的推算 任何妇女妊娠后,都

会很想知道"大概什么时候会生？"然而预产期的计算，并非每位妇女都刚好与真正的生产日同一日，尤其对月经周期不规则的妇女，确定受孕日通常很困难时，预产期的准确性可能就更低。有关预产期推算法，包括以下四种方法。

（1）产科历：由最后一次月经开始的第1天算起的第280天。

（2）妊娠盘：妊娠盘（图5）是用来推算预产期很快且最容易的方法，只要将轮盘上标明"最后一次月经"的箭头转到孕妇最后一次月经来潮的日期上，然后找到标明"40周"的箭头所指的日期，即为孕妇的预产期。

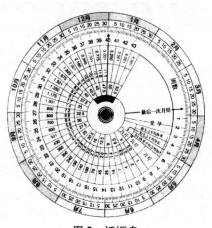

图5　妊娠盘

(3)内格莱法则:内格莱法则(Nagele's rule)包括两种计算方法。

1)加"9"加"7":将最后一次月经开始的第 1 天的月份加 9,天数加 7。例如,妇女最后一次月经的第 1 天是 2004 年 1 月 3 日,则其预产期为 2004 年 10 月 10 日。

2)加"1",再减"3"加"7":将最后一次月经开始的第 1 天的年份加 1 年,月份减 3 个月,日期加 7 天。例如,妇女最后一次月经的第 1 天是 2003 年 6 月 7 日,则其预产期为 2004 年 3 月 14 日。

(4)超声波:对于月经周期不规则的妇女,超声波可以比较正确地推算妇女的预产期。一般于妊娠 5~6 周已可看见胚囊,7~8 周可见到胎心跳,8~12 周可以测量胚胎头臀径(CRL)来评估妊娠周数,12 周以后则可以测量两顶骨之间的距离。

4. 全身检查 观察发育、营养、精神状态、身高及步态。测量血压和体重。正常孕妇不应超过 140/90mmHg,或与基础血压相比,升高不超过 30/15mmHg,超过者属病理状态。

5. 产科检查 包括腹部检查、盆腔检查、阴道检查、肛查和绘制妊娠图(检查者如为男医生,则应有护士陪同,注意保护被检查者的隐私)。

(1)腹部检查:借以了解胎儿大小、胎产式、胎先露和胎方位。首先向孕妇解释检查的项目及其重要性以取得配合。嘱其排空膀胱后仰卧于检查床上,暴露腹部,双腿略屈曲分开,放松腹肌,检查者站在孕妇右侧。

1)视诊:注意腹形及大小,腹部有无妊娠纹、手术瘢痕和水肿。对腹部过大者,应考虑双胎、羊水过多、巨大儿的可能;对腹部过小、子宫底过低者,应考虑胎儿生长受限、孕周推算错误等。

> **特别提示**　　如孕妇腹部向前突出(尖腹,多见于初产妇)或向下悬垂(悬垂腹,多见于经产妇)应考虑有骨盆狭窄的可能。

2)触诊:注意腹壁肌肉的紧张度,有无腹直肌分离,注意羊水量的多少及子宫肌的敏感度。测宫底高度(图6),用软尺测耻骨上方至子宫底的弧形长度及腹围值。用四步触诊法检查子宫大小、胎产式、胎先露、胎方位及先露是否衔接(图7)。

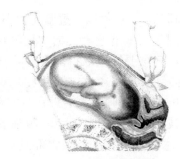

图6　子宫底高度测量

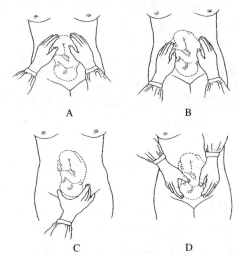

A   B

C   D

图7　胎位检查的四步触诊法

第1步手法:检查者双手置于子宫底部,了解子宫外形并摸清子宫底高度,估计胎儿大小与妊娠月份是否相符。然后以双手指腹相对轻推,判断子宫底部的胎儿部分。如为胎头,则硬而圆且有浮球感;如为胎臀,则软而宽且形状略不规则。

第2步手法:检查者两手分别置于腹部左右两侧,一手固定,另一手轻轻深按检查,两手交替,分辨胎背及胎儿四肢的位置。平坦饱满者为胎背,确定胎背是向前、侧方或向后;可变形的高低不平部分是胎儿的肢体,有时可以感觉到胎儿肢体活动。

第3步手法:检查者右手置于耻骨联合上方,拇指与其余4指分开,握住胎先露部,进一步查清是胎头或胎臀,并左右推动以确定是否衔接。如先露部仍高浮,表示尚未入盆;如已衔接,则胎先露部不能被推动。

第4步手法:检查者两手分别置于胎先露部的两侧,向骨盆入口方向往下深压,再次判断先露部的诊断是否正确,并确定先露部入盆的程度。当胎先露是胎头或胎臀难以确定时,可进行肛诊以协助判断。

特别提示 在做前3步手法时,检查者面向孕妇,做第4步手法时,检查者应面向孕妇足端。

3)听诊:胎心音在靠近胎背侧上方的孕妇腹壁上听得最清楚。枕先露时,胎心音在脐下方右或左侧;臀先露时,胎心音在脐上方右或左侧;肩先露时,胎心音在脐部下方听得最清楚。当腹壁紧、子宫较敏感、确定胎背方向有困难时,可借助胎心音及胎先露综合分析判断胎位。

特别提示

枕前位:在脐棘线之中央附近听取。

枕后位:在枕前位听取部位的外侧。

臀位:在对侧脐棘线的延长线上,即脐上方的左右两侧听取。

横位:在脐两旁的上下方听取。

(2)骨盆测量:了解骨产道情况,以判断胎儿能否经阴道分娩。分为骨盆外测量和骨盆内测量两种。

1)骨盆外测量:此法常测量下列径线。

髂棘间径(IS):孕妇取伸腿仰卧位,测量两侧髂前上棘外缘的距离(图8),正常值为 23～26cm。

髂嵴间径(IC):孕妇取伸腿仰卧位,测

量两侧髂嵴外缘最宽的距离(图9),正常值
为 25~28cm。

以上两径线可间接推测骨盆入口横径
的长度。

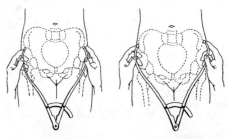

图8 测量髂棘间径   图9 测量髂嵴间径

骶耻外径(EC):孕妇取左侧卧位,右腿
伸直,左腿屈曲,测量第5腰椎棘突下凹陷
处(相当于腰骶部米氏菱形窝的上角)至耻
骨联合上缘中点的距离(图10),正常值18~
20cm。此径线可间接推测骨盆入口前后径
长短,是骨盆外测量中最重要的径线。

坐骨结节间径(TO):又称出口横径。孕
妇取仰卧位,两腿屈曲,双手抱膝。测量两
侧坐骨结节内侧缘之间的距离(图11),正常
值为 8.5~9.5cm,平均值9cm。

如出口横径小于8cm,应测量出口后矢
状径(坐骨结节间径中点至骶尖),正常值为

9cm。出口横径与出口后矢状径之和大于15cm者,一般足月胎儿可以娩出。

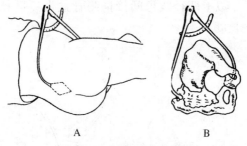

A　　　　　　　　B

图10　测量骶耻外径

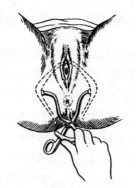

图11　测量坐骨结节间径

耻骨弓角度:用两拇指尖斜着对拢,放于耻骨联合下缘,左右两拇指平放在耻骨降支的上面,测量两拇指之间的角度即为耻骨弓角度。正常为90°,小于80°为异常。

2)骨盆内测量:适用于骨盆外测量有狭窄者。测量时,孕妇取膀胱截石位,外阴消毒,检查者须戴消毒手套并涂以润滑油。常用径线有:

对角径(DC):也称骶耻内径,是自耻骨联合下缘至骶岬上缘中点的距离。检查者一手示指、中指伸入阴道,用中指尖触骶岬上缘中点,示指上缘紧贴耻骨联合下缘,并标记示指与耻骨联合下缘的接触点。中指尖至此接触点的距离,即为对角径(图12)。正常值为12.5~13cm,此值减去1.5~2cm,即为真结合径值,正常值为11cm。如触不到骶岬,说明此径线大于12.5cm。测量时期以妊娠24~36周、阴道松软时进行为宜。

坐骨棘间径:测量两侧坐骨棘间的距离。正常值约10cm。检查者一手的示指、中指伸入阴道内,分别触及两侧坐骨棘,估计其间的距离(图13)。

坐骨切迹宽度:为坐骨棘与骶骨下部间的距离,即骶骨韧带的宽度,代表中骨盆后矢状径。检查者将伸入阴道内的示指、中指并排置于韧带上,如能容纳3横指(5~5.5cm)为正常(图14),否则属中骨盆狭窄。

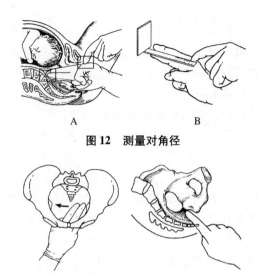

图 12　测量对角径

图 13　测量坐骨棘间径　　图 14　测量坐骨切迹宽度

3)阴道检查:确诊早孕时即应行阴道检查已如前述。妊娠最后 1 个月以及临产后,应避免不必要的检查。如确实需要,则需外阴消毒及戴消毒手套,以防感染。

4)肛诊:可以了解胎先露部、骶骨前面弯曲度、坐骨棘及坐骨切迹宽度、骶骨关节活动度。

5)绘制妊娠图:将各项检查结果如血压、体重、宫高、腹围、胎位、胎心率等填于妊娠图中,绘成曲线图,观察动态变化,及早发现并处理孕妇或胎儿的异常情况。

第三节　孕期营养

孕期良好的营养可保证胎儿适当的成长发育过程。其中又以妊娠第一孕期营养最为重要,因为此期是胎儿重要器官形成的时期,若营养摄取不足,将会对胎儿造成严重的影响。

整个妊娠期间最适合的体重增长应较孕前体重增加 20% ~ 25%,一般增加 10 ~ 12.5kg。每个孕妇孕前体重和身高不同,孕期体重增加也会有差异。一般而言,孕前比较瘦的孕妇,孕期增重应稍高,孕前较胖者,孕期增重应偏少。根据孕前体重指数(BMI),了解孕期适宜增重的范围。如表 4、表 5 所示。

$$BMI = 体重(kg)/身高(m^2)$$

表 4　孕前体重指数与孕期增重范围

BMI	孕期增重(kg)	每周增重(kg)
< 19.8	12.5 ~ 18	0.5
19.8 ~ 26	11.5 ~ 16	0.4
26 ~ 29	7.5 ~ 11.5	0.3
> 29	6.0 ~ 6.8	

表5 理想体重增长

妊娠周数	增加体重(kg)
前3个月(0~12^{+6}周)	1~1.5
中3个月(13~27^{+6}周)	5~6
后3个月(28周以后)	4~5

妊娠期安排食谱时,应适当考虑三大营养素所占比例,一般以碳水化合物摄入量占热量的 60% ~ 65%,每克产热 4kcal(16.736kJ),脂肪占 20% ~25%,每克产热9kcal(37.656kJ),蛋白质占 15% 为宜,每克产热4kcal(16.736kJ)。

1. 热量 妊娠初期每天热量与未妊娠时相同,因为妊娠的第一期胎儿所需的热量不多,故一般不需增加热量,但到第二、三期时为适应胎儿快速成长,所以每天应增加0.84kJ(200kcal)。即一位正常体力活动的孕妇,每天约需能量 8.86kJ。

特别提示

妊娠期间不可减肥,即使肥胖的妇女,在妊娠期间的饮食热量也不得少于每天 6276kJ(1500kcal)。但也需注意,热量增加不必太多,以免胎儿过大,增加难产的机会,尤其是在妊娠晚期孕妇活动减少。碳水化合物以米面为主,不要吃得太多。

2. 蛋白质　　妊娠期蛋白质每天约需50g,每天应较未妊娠前增加约10g。蛋白质的需求如果能补充足够,几乎所有其他的营养需求也都能得到满足(维生素 A、维生素 C、维生素 D 可能例外)。蛋白质的来源大部分来自动物,而且维生素 B_{12} 只存在于动物性蛋白质中。如果是素食者,由于饮食中完全不含动物性蛋白质,故应另外补充。蛋白质是胎儿生长的营养来源,如鱼、肉、蛋、牛奶、豆类,孕期一定要吃。

3. 脂肪　　妊娠期应避免过多的动物性脂肪摄取,以免造成心血管疾病。脂肪多数储存在孕妇体内,应少吃。脂肪食物中,只有亚麻油酸是无法在体内自行合成的,故在妊娠期间必须补充。此种脂肪并不存在于动物性脂肪中,应由植物性脂肪所补充,例如:葵花籽油、玉米胚芽油、花生油均含有亚麻油酸。

4. 矿物质

(1)钙和磷:胎儿的骨骼和牙齿生长都需要钙和磷,所以妊娠后期母体必须吸收和保留钙和磷,才能保证胎儿生长发育的需要。通常钙摄取足够的同时,磷也不会匮乏。妊娠期间,对于钙的吸收比未妊娠前更有效,以适应胎儿的大量需求。

但有许多因素可影响钙的吸收,如蔬菜中含草酸多,谷类食物中含植酸盐多,均可与钙结合而减少钙的吸收、利用。若妊娠期间钙质摄取不足,已证实会降低出生婴儿骨骼的密度,也可能造成日后母体较易罹患骨质疏松症。3~4 杯牛奶就可以满足孕妇 1 天所需要的钙与磷,但往往磷的摄取量会超出钙的摄取量,为避免磷太高,可限制每日奶量不超过 500ml,以及每天摄取一份的肉类、豆类或海产品等(钙:孕早期 800mg/d、孕中期 1000mg/d、孕晚期 1200mg/d)。已证实摄取适当的镁可促进钙的有效利用。注意补充维生素 D。

(2)铁:在妊娠 12 周以后,胎儿开始储藏铁于肝脏中,尤其在妊娠最后 3 个月最快、最多,以适应出生后前 3 个月的缺铁期。如果在妊娠 24~32 周的血细胞比容值低于 34%,胎儿体内便很可能没有积存足够的铁质。此外,孕妇也需补充铁质来增加自身红细胞的数目。建议孕妇每日铁的摄入量孕中期为 25mg,孕晚期为 35mg。动物肝脏、血、瘦肉、蛋黄、豆类、贝类及各种绿叶菜均为含铁多的食物。一般植物性食物铁的吸收率较低,动物性食物的铁的吸收率高。

特别提示

铁在酸性环境中易于吸收,因此,孕妇在补充铁剂时最好用果汁送服。

(3)碘:妊娠期母体和胎儿的新陈代谢率较高,甲状腺功能旺盛,碘的需要量增加。推荐孕妇每日碘的摄入量为200μg。若孕妇严重缺碘,则婴儿可能会患呆小症。

5. 维生素　妊娠期间孕妇对维生素的需要量增加,加之维生素是维持生命和生长所需的有机物,通常无法由身体合成,而是少量存在于特定的食物中,不论水溶性维生素或脂溶性维生素,对于妊娠期间供应胎儿细胞的生长都相当重要。

(1)脂溶性维生素:妇女应避免摄入超量的脂溶性维生素,在动物实验中发现摄取过量的维生素和胎儿畸形有关。

1)维生素 A:又称视黄醇,有助于胎儿正常生长发育,可以促进细胞的生长与繁殖,维持皮肤和黏膜的健康,可预防孕妇阴道上皮角化,皮肤过分干燥和乳头皲裂,对视力也有益(尤其夜间的视力)。过量的维生素 A 对胎儿也有害,可影响胎儿的骨骼发育。维生素 A 在黄色和深绿色蔬菜、肝脏、蛋黄、肾脏、奶油和人造奶油等均含量丰富。我国暂定维生素 A 供给标准孕早期为 800μg 视黄醇当量,孕中、晚期均为 900μg 视黄醇当量。

2)维生素 D:可影响钙质吸收与维持血液的平衡,是钙、磷代谢的必需物。孕妇应多摄取维生素 D,以维持胎儿的骨骼生长。有些维生素 D 是皮肤暴露于阳光下时所产生的,所以建议孕妇应做适当的日光浴及晒太阳。牛奶、蛋黄、肝脏等含有丰富的维生素 D,孕妇应适量摄取。我国建议孕妇维生素 D 供给量为每日 10μg。

3)维生素 E:可维持细胞壁的完整性及弹性;维持骨髓中红细胞的完整性,并促进组织的生长。其主要来源为植物性油脂、谷粒和绿色蔬菜。

4)维生素 K:可以促进凝血酶原及纤维蛋白的形成,预防出血。如果妊娠期间发生出血的并发症,足量的维生素 K 有助于保护母亲和胎儿。它主要存在于绿叶蔬菜、大豆、鱼肉和植物油中,由于维生素 K 也可由肠道中细菌的作用形成,即使不是每天自饮食中补充维生素 K,身体仍然可以由自身获得。

(2)水溶性维生素:水溶性维生素无法储藏在体内,因此,如须达到足够维持的量就必须每天摄取。这些成分很容易在烹饪时丧失,所以最好以蒸或炒的方式烹饪。

1)维生素C:又称抗坏血酸,是身体利用蛋白质、吸收铁质以及形成骨髓和结缔组织时不可缺少的成分,同时也具有增强身体对抗感染的功效;它对胎儿骨、牙齿的正常发育、造血系统发育及机体抵抗力增强等都有促进作用。如维生素C缺乏,胎儿及孕妇均易发生贫血及坏血病,还易造成流产及早产,缺乏维生素C能使胎膜形成不良,易发生胎膜早破。我国建议孕妇的供给标准为每日130mg。维生素C广泛存在于新鲜蔬菜和水果中。

2)维生素B族:主要有维生素 B_1、维生素 B_2、尼克酸、维生素 B_6 及维生素 B_{12}、叶酸等,是细胞呼吸、葡萄糖氧化及能量代谢等作用的辅酶,这些物质对于适当的神经生长、维持良好的视力以及将糖类转变为能量的过程都是必需的,同时也协助食物的消化和吸收,广泛存在于谷类、动物肝脏、干果、绿叶菜、牛奶、鱼、肉、家禽、黄豆中。吃素食的孕妇,易导致维生素 B_{12} 缺乏,应注意补充。

3)叶酸:是造血的成分之一,如果孕妇体内的叶酸不足,便可能发生巨幼细胞性贫血或是红细胞数目过低及血红蛋白不足。此外,叶酸不足可能造成胎盘早期剥离或是自发性流产。目前,已证实孕早期叶酸缺乏是导致胎儿神经管畸形的主要原因,所以推荐叶酸增补量为 $600\mu g/d$,尤其在妊娠前 3 个月至妊娠后 3 个月时。饮食中可多摄取深绿叶蔬菜、动物肝脏等。

第四节 产前诊断的新进展

一、产前诊断

1. 定义 又称宫内诊断,指在胎儿出生前对胎儿宫内感染和出生缺陷进行诊断,包括免疫学诊断、B 超影像学诊断、细胞遗传学诊断和基因诊断等。它与产前筛查不同,技术要求更高,要诊断的疾病也复杂。因此,不可能像筛查那样要求人人都做,只适合于一些高风险的孕妇,有针对性地进行某项诊断性手术和试验。

特别提示 常用的产前诊断技术:羊膜腔穿刺术、绒毛活检术、经皮脐血穿刺术、超声影像诊断、胎儿镜检查。

2. 遗传咨询和(或)产前诊断的指征

(1)孕妇年龄≥35岁。

(2)甲胎蛋白(AFP)异常。

(3)家族神经管异常史。

(4)本人染色体异常。

(5)本人先天异常和(或)智力低下。

(6)本人或丈夫有遗传病。

(7)近亲婚配。

(8)有两次以上自然流产史、死胎史。

(9)B超提示胎儿异常。

(10)暴露于致畸因素下。

二、遗传咨询

1. 定义 是一个帮助人们理解和适应遗传因素对疾病的作用以及遗传对医学、心理和家庭的影响的一个过程。

2. 主要目的

(1)是咨询者了解与他们有关的遗传病的实质、预后、随诊及一些处理方法。

（2）了解所患遗传病的遗传方式及复发危险性。

（3）了解防止所患遗传病发生或再发生的各种可选择的方法。

（4）采取咨询者及家属认为最可行的措施。

（5）设法改变或调节患者的生活、健康状况。

3. 遗传咨询指征

（1）遗传筛查阳性者。

（2）高龄妇女，≥35 周岁。

（3）曾怀过有遗传病的胎儿或生育过有遗传病的孩子。

（4）父母之一有遗传病。

（5）有反复发生的自发性流产、胎死宫内、不孕不育等病史的夫妇。

（6）染色体平衡易位的携带者。

（7）父母是遗传病基因的携带者。

（8）父母之一有遗传病家族史。

（9）近亲婚配。

（10）有外环境致畸物接触史。

> **特别提示**
>
> 意义:遗传咨询是目前在一个家庭范围内预防严重遗传病患儿出生的最有效手段。

三、遗传病

1. 定义 是指生殖细胞(精子和卵子)或受精卵的遗传物质,包括染色体和基因发生突变或畸变所引起的疾病,通常在上、下代之间按一定方式垂直传递。遗传病不一定都是先天性疾病,也不一定都有家族性。

2. 主要类型

(1)染色体病:由染色体数目或结构发生畸变所引起的疾病。正常人有 23 对(46 条)染色体,其中 22 对(1~22 号)是常染色体;1 对是性染色体(XX 或 XY)。

(2)单基因病:由单个基因突变所致。根据这个突变基因所在的染色体和基因的显性或隐性性质不同分为以下类型:①常染色体遗传病:致病基因位于 1~22 号常染色体。②性染色体遗传病:致病基因位于 X 或 Y 性染色体。

(3)多基因病:由多个基因与环境因子

共同作用所引起的疾病。

(4)线粒体基因病:由线粒体 DNA 上的基因突变所致,呈母系遗传。

特别提示

(1)不同性质的遗传病遗传方式不同。

(2)遗传检测是遗传病诊断的关键环节,现在常用的有细胞遗传学、分子遗传学和生化遗传学的方法。

(3)绝大多数遗传病尚缺乏有效的根治手段,控制出生是目前降低某些严重遗传病发病率的主要手段。

第二章

妊娠相关疾病患者的护理

第一节 流产患者的护理

1. 定义 妊娠不足 28 周、胎儿体重不足 1000g 而终止者称流产。流产发生于妊娠 12 周前者称早期流产,发生在妊娠 12 周至不足 28 周者称晚期流产。

2. 病因

(1)遗传基因缺陷。

(2)母体因素:全身性疾病;生殖器官疾病;内分泌功能失调;免疫因素;其他。

(3)胎盘因素。

(4)外界不良因素。

3. 流产发展过程(图 14)

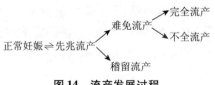

图 14 流产发展过程

4. 先兆流产

(1)临床表现:停经后出现少量阴道出血,量比月经量少,有时伴有轻微下腹痛、腰痛、下坠感。经休息及治疗后,若流血停止或腹痛消失,妊娠可继续;若流血增多或腹痛加剧,则可能发展为难免流产。

(2)观察要点:观察宫缩和阴道流血量及血的颜色,如流血多、宫缩紧表示不可避免流产。如有阴道排出物必须仔细检查有无绒毛,必要时送病理检查。

(3)护理措施

1)积极保胎,应卧床休息,禁止性生活,解除思想负担。

2)有阴道出血者置消毒会阴垫,保持会阴清洁,避免感染。

3)保证大便通畅,如有便秘可服轻泻剂或用开塞露,禁止灌肠。

4)健康教育:孕妇注意卧床休息,保持会阴清洁。讲解妊娠知识。

5. 难免流产

(1)临床表现:阴道流血量增多,阵发性腹痛加重。晚期难免流产还可以有羊水流出或见胎盘组织或胎囊堵于宫口。

（2）观察要点

1）严密观察产妇一般情况、血压及脉搏。注意有无休克,做好输液、输血和刮宫等准备工作。

2）如产妇已休克,应立即输液输血,纠正休克,再进行清宫。刮出物送病理检查。

3）术后注意阴道出血量、体温,给予抗生素预防感染。如出血多应及时报告医师,按医嘱给予宫缩剂。

（3）护理措施

1）卧床休息,进软食或半流食。

2）每日擦洗会阴 2 次,疑有宫内感染时,应取半卧位以利于引流。

（4）健康教育:出院前指导避孕。

6. 不全流产

（1）临床表现:妊娠产物已部分排出体外,尚有部分残留于子宫,阴道出血持续不止,严重时可导致出血性休克。

（2）观察要点

1）严密观察产妇一般情况、血压及脉搏。注意有无休克,做好输液、输血和刮宫等准备工作。

2）如产妇已休克,应立即输液输血,纠正休克,再进行清宫。刮出物送病理检查。

3)术后注意阴道出血量、体温,给予抗生素预防感染。如出血多应及时报告医师,按医嘱给予宫缩剂。

(3)护理措施

1)卧床休息,进软食或半流食。

2)每日擦洗会阴 2 次,疑有宫内感染时,应取半卧位以利于引流。

(4)健康教育:出院前指导避孕。

7. 稽留流产

(1)临床表现:多数孕妇有先兆流产症状,胚胎或胎儿死亡后子宫不再增大反而缩小,早孕反应消失,若已至妊娠中期孕妇不感腹部增大,胎动消失。

(2)观察要点

1)术前观察产妇阴道有无组织物排出,阴道出血情况。

2)术后观察阴道出血情况,按医嘱给予宫缩剂或输血。

(3)护理措施:术前做好血型、配血等输血准备。

(4)健康教育:讲解妊娠知识,做好心理护理。

8. 完全流产

(1)临床表现:妊娠产物已完全排出,阴

道流血逐渐停止,腹痛随之消失。

(2)护理措施:排出物应送检,一般不做特殊处理。失血量多时,应遵医嘱适当补液、抗炎、纠正贫血。

(3)健康教育:做好心理护理,讲解流产知识,避免再次流产。

9. 感染性流产

(1)临床表现:孕妇有腹痛,阴道排液的色、量异常,有臭味,体温增高,严重时可有败血症、感染性休克症状。

(2)观察要点:孕妇有无腹痛,腹痛的部位、性质、持续的时间,阴道有无水样排液,排液的色、量及有无臭味。测量体温、血压、脉搏。注意宫口是否扩张,有无妊娠物排出。

(3)护理措施

1)如出血不多,应在抗生素控制感染后清宫。

2)如出血多或给予大量抗生素未能控制感染,则可用卵圆钳夹出宫腔内容物。

特别提示

但不宜用刮匙搔刮宫壁,以免感染扩散,必要时可切除子宫。

(4)健康教育:指导孕妇使用消毒会阴

垫,保持会阴清洁,注意营养,增加抵抗力。流产 1 个月后来院复查,确定无禁忌证后方可开始性生活。

10. 习惯性流产

(1)临床表现:其临床经过与一般流产相同。

(2)护理措施:针对病因进行治疗。

1)黄体功能不全者,应尽早用黄体酮预防流产。

2)子宫畸形,如双角子宫、子宫纵隔等,可在未妊娠前先行矫治手术。

3)宫颈内口松弛者,在妊娠 12～20 周行宫颈内口缝扎术。

(3)健康教育:应以预防为主。术后避孕 1 年,并且做好患者及家属的心理工作,解除思想负担。

第二节 异位妊娠患者的护理

1. 定义 受精卵在子宫体腔以外着床,称为异位妊娠,习称宫外孕。按其发生的部位不同,可分为输卵管妊娠、卵巢妊娠、腹腔妊娠、宫颈妊娠及子宫残角妊娠等,其中以输卵管妊娠最为常见。

2. 病因

(1)输卵管异常。

(2)受精卵游走。

(3)避孕失败。

3. 临床表现　输卵管妊娠的临床表现与受精卵着床部位、有无流产或子宫破裂、出血量多少以及时间长短等有关。

(1)症状:停经、阴道流血、腹痛、晕厥与休克。

(2)体征:腹部体征、盆腔体征。

4. 护理措施

(1)接受手术治疗患者的护理

1)严密监测患者生命体征,配合医生积极纠正患者休克症状,做好术前准备。对于严重内出血并发生休克的患者,应立即开放静脉通路,行交叉配血,做好输血、输液的准备,纠正休克、补充血容量。

2)术式若采用腹腔镜手术,术前准备与术后护理的有关内容请详见腹腔镜手术患者的一般护理;若开腹手术,术前准备与术后护理的有关内容请详见腹部手术患者的一般护理。

3)加强心理护理,向患者及家属讲明手术的必要性,并以亲切的态度和切实的行动赢得患者及家属的信任,保持周围环境安静、有序,减少和消除患者的紧张、恐惧心理,协助患者接受手术治疗方案。术后,护士应帮助患者以正常的心态接受此次妊娠失败的现实,向她们讲述异位妊娠的有关知识,一方面可以减少因害怕再次发生异位妊娠而抵触妊娠的不良情绪,另一方面也可以增加患者的自我保健知识,提高自我保健意识。

(2)接受非手术治疗患者的护理

1)密切观察患者的一般情况、生命体征,并重视患者的主诉,特别应注意阴道流血量与腹腔内出血量不成比例,当阴道流血量不多时,不要误以为腹腔内出血量亦很少。

2)护士应告诉患者病情发展的一些指征。

特别提示

如出血增多、腹痛加剧、肛门坠胀感明显等,以便当患者病情发展时,医患均能及时发现,给予相应处理。

3)患者应卧床休息,避免腹部压力增大,从而减少异位妊娠破裂的机会。在患者卧床期间,护士需提供相应的生活护理。

4)护士应协助正确留取尿标本,定期查血 HCG 值,以监测治疗效果。

5)指导患者摄取足够的高蛋白、高维生素、易消化饮食,尤其是富含铁的物质,如动物肝脏、鱼类、豆类、绿叶蔬菜以及黑木耳等,以促进血红蛋白的增加,增强患者的抵抗力。

5. 健康教育

(1)做好妇女的健康保健工作,防止发生盆腔感染。

(2)教育患者保持良好的卫生习惯,勤洗浴、勤换衣,性伴侣稳定。

(3)发生盆腔炎后须立即彻底治疗,以免延误病情。

(4)由于输卵管妊娠者中约有 10% 的再发生率和 50% ~60% 的不孕率。因此,告诫患者下次妊娠时要及时就医,并且不轻易终止妊娠。

第三节　妊娠期高血压疾病患者的护理

1. 定义　是妊娠期特有的疾病,包括妊娠期高血压、子痫前期、子痫、慢性高血压并发子痫前期以及慢性高血压。其中妊娠期高血压、子痫前期和子痫以往统称为妊娠高血压综合征。本病以妊娠 20 周后高血压、蛋白尿、水肿为主要特征。

2. 病因　至今尚不十分明确。但是,在临床工作中确实发现某些因素与其发病有密切的相关性,称之为易发因素。其中包括:产妇年龄小于 20 岁或大于 35 岁、多胎妊娠、既往先兆子痫史、合并慢性高血压或肾脏疾患、孕妇体重过低、孕妇肥胖伴有胰岛素抵抗、既往血栓发生史、先兆子痫家族史、吸烟、生殖辅助技术受孕、胎盘水肿等。

3. 分类　妊娠期高血压疾病的分类(2000 年)。

(1)妊娠期高血压(gestational hypertension)

1)首次在妊娠期发现血压 ≥ 140/90mmHg。

2)无尿蛋白。

3)血压在分娩后 12 周恢复正常。

4)只能在产后才能确诊。

5)可能伴有先兆子痫的一些症状,如上腹部不适,血小板减少等。

(2)先兆子痫(又称子痫前期)

1)轻度:妊娠 20 周以后,收缩压 ≥

140mmHg 或舒张压 ≥90mmHg, 但 < 160/110mmHg,24 小时尿蛋白定量 ≥0.3g,但 < 5g;或定性大于(+)。

2)重度:收缩压≥160mmHg 或舒张压≥110mmHg,或两者并存,24 小时尿蛋白定量≥5g,或定性试纸大于(+ +)。血肌酐 > $106.08\mu mol/L$;血小板 < $100 \times 10^9/L$;微血管溶血(LDH 升高);ALT 或 AST 升高;持续性头痛或其他脑部或视觉障碍;持续性上腹部疼痛。

(3)子痫:先兆子痫患者出现用其他原因不能解释的抽搐或昏迷。

(4)慢性高血压并发先兆子痫

1)妊娠 20 周前无蛋白尿的慢性高血压孕妇出现蛋白尿≥300mg/24h。

2)妊娠 20 周前伴有蛋白尿的慢性高血压孕妇突然蛋白尿增加或血压明显增高。

(5)慢性高血压

1)妊娠前或妊娠 20 周前血压 ≥140/90mmHg。

2)妊娠 20 周出现血压高,持续至产后 12 周者。

4. 对胎儿的影响　长期高血压状态以及蛋白流失可造成胎盘功能下降,脐血流供应不足,不能为胎儿提供所需的氧,导致胎儿宫内缺氧、胎儿宫内窘迫,甚至胎死宫内。

5. 处理原则

(1)先兆子痫的临床处理的主要目的是保证母亲安全。尽管终止妊娠对孕妇有利,但在妊娠 34 周前尤其是妊娠 32 周前终止妊娠可能对胎儿不利。故决定终止妊娠或采取期待疗法,主要权衡胎儿宫内状态、胎龄和孕妇病情程度。

(2)轻度:原则为休息、左侧卧位,注意饮食为主,必要时可应用镇静药物以助休息和缓解精神紧张,防止病情进一步恶化。

(3)重度:原则为防抽搐、降压、镇静、合理扩容和利尿,适时终止妊娠。

6. 住院治疗

(1)首选药物:硫酸镁静脉滴注。用药注意事项:①观察膝腱反射是否存在;②呼吸不少于 16 次/分;③尿量不少于 25ml/h。

(2)住院后处理

1)随时注意有无头痛、头晕、视物不清、上腹不适或心悸等自觉症状。

2)住光线暗、安静病室,避免各种刺激,左侧卧位。

3)测血压,听胎心,每日至少 4 次。注意有无宫缩,有无子宫张力升高、阴道出血等症状。

4）低流量吸氧，每天 2 次，每次 20～30 分钟。

5）隔日测体重，每日计出入量（尤其尿量），根据病情每日或隔日测尿蛋白，入院后测 24 小时尿蛋白，必要时重复。

6）孕 32 周始每周做胎心监护。

7）立即完善实验室检查。

8）对住院孕妇进行危险因素评估，一周一次。

9）关心孕妇心情，帮助树立信心，指导建立良好的生活方式。

7. 护理

（1）轻度

1）日常活动都可进行，但应注意休息及动作轻缓，避免长时间活动。

2）可正常饮食，但以清淡为宜，避免经常食用油腻及口味较重食物。孕期正常补充所需钙质及维生素等。

3）定期产检，监测血压，有条件者可以每日自我监测。

（2）重度

1）尽量卧床休息，左侧卧位，保证睡眠，保持周围环境安静。

2）根据病情进食低盐低脂、清淡饮食。条件允许的情况下，每日清晨空腹称体重，注意体重变化。应避免摄入过多食盐,但不必严格限制,以免低钠血症时产后易发生循环衰竭。增加蛋白质、维生素以及富含铁、钙、锌的食物,对预防妊娠期高血压疾病有一定作用。尤其是钙的补充,可从妊娠20周开始,每天补充钙剂2g,可降低妊娠期高血压疾病的发生。

3)每日自我监测血压,清晨醒后静卧30分钟后测量。

(3)保持良好心态,有助于抑制妊娠期高血压疾病的发展。

(4)数胎动。孕30周后自数胎动,每日三餐饭后各数1小时,从开始胎动算起,每小时3~5次为正常。

(5)注意自觉症状,如有头晕、头痛、眼花、视物不清、恶心、呕吐、耳鸣、胸闷等症状,立即通知就医。

第四节 前置胎盘患者的护理

1. 定义 正常胎盘附着于子宫体部的后壁、前壁或侧壁。孕28周后若胎盘附着于子宫下段,甚至胎盘下缘达到或覆盖宫颈内口处,其位置低于胎儿的先露部,称为前置胎盘。

2. 病因　目前尚不明确,可能与子宫内膜病变、胎盘面积过大或受精卵发育迟缓等因素有关。

3. 分类

(1)完全性前置胎盘:子宫颈内口完全为胎盘组织所覆盖。

(2)部分性前置胎盘:子宫颈内口部分为胎盘组织所覆盖。

(3)边缘性前置胎盘:胎盘附着于子宫下段,边缘不超过子宫颈内口。

4. 观察要点

(1)阴道出血量。

(2)孕妇生命体征及一般状况。

(3)胎儿宫内状况:胎心、胎动、羊水性状。

(4)孕妇精神状况。

(5)观察感染征象。

5. 护理措施

(1)左侧卧位,保证休息,减少腹部刺激。

(2)间断吸氧,每天 2～3 次,每次 30 分钟至 1 小时。

(3)加强营养,纠正贫血:多食高蛋白及含铁丰富的食物。

（4）监测生命体征及胎儿宫内状态。

（5）预防感染。

（6）做好剖宫产准备，做好孕妇及新生儿抢救准备。

6. 健康教育

（1）防止多产，避免多次刮宫、引产等宫腔手术。

（2）指导保守治疗的产妇勿揉捏乳头，勿刺激腹部。

（3）保持外阴清洁。

（4）卧床休息，左侧卧位。

第五节 胎盘早期剥离患者的护理

1. 定义 妊娠 20 周后或分娩期，正常位置的胎盘在胎儿娩出前，部分或全部从子宫壁剥离，称为胎盘早期剥离，简称胎盘早剥。

2. 病因 目前尚不十分清楚，一般认为胎盘早剥与蜕膜病变和子宫血管病变有关。

（1）母体高血压：子痫、先兆子痫、母亲慢性高血压及慢性肾炎时血管的变化可能是胎盘早剥的最重要原因。50% 的严重胎盘早剥患者(合并胎儿死亡)有高血压,其中1/2为妊娠期高血压疾病。蜕膜血管内血栓导致胎盘梗死,蜕膜坏死形成胎盘后局部出血。

(2)外伤:直接撞击腹部可损伤子宫,引起胎盘从子宫壁剥离。

(3)脐带过短:在分娩过程中,胎先露下降,由于脐带的牵拉作用可促使胎盘早剥。

(4)子宫压力骤减:羊水过多,破膜后羊水快速流出或双胎妊娠时,第一胎儿娩出过快,致使子宫内压力突然改变,造成胎盘早剥。

(5)子宫静脉压增高:产妇仰卧位时,妊娠子宫压迫下腔静脉,可能引起绒毛间隙压力升高及子宫静脉压升高,而造成胎盘早期剥离。

(6)叶酸缺乏:妊娠早期在母胎界面形成之时,如果叶酸不足可改变滋养层的生长发育,为胎盘早期剥离奠定了病理基础。

(7)吸烟:母亲吸烟与底蜕膜坏死可能有关。母亲每天吸烟大于10支,胎盘早剥的发生率及胎盘早剥后胎儿死亡率均升高。

3. 观察要点

(1)严密监测母亲一般情况和胎心

情况。

(2)终止妊娠:根据胎盘早剥的严重程度、胎儿宫内状况及产程进展情况决定分娩方式。

1)阴道分娩:许多胎盘早剥者可进入产程。①观察母亲血压、脉搏、子宫底高度及凝血功能情况。②持续的胎心监护及子宫压力监测:持续的胎心监护可早期发现胎儿受损情况。而子宫压力图形可反映胎盘后继续出血的多少,子宫肌层受损的程度。必要时应及时改变分娩方式。

2)剖宫产术:重型胎盘早剥患者多需行剖宫产术。对轻型胎盘早剥患者,为挽救胎儿也常行剖宫产术。①胎盘早剥发生后,未进入产程或产程进展不好,应行剖宫产术。胎盘早剥后继续出血给母亲带来严重后果,即使胎儿死亡也需行剖宫产术。②胎盘早剥合并胎儿窘迫时,迅速行剖宫产术可挽救新生儿,使围生期存活率升高。③子宫胎盘卒中:标准的治疗通常是有效的,如应用缩宫素(催产素)、前列腺素及按摩子宫。如确实无效,应切除子宫。

(3)期待疗法:有时胎盘剥离面可能很小,而且可能自行停止子宫壁剥离,所以患者阴道出血及腹痛可自然消失。如果胎龄过小、胎心正常、母亲一般情况好,在严密监护胎儿及母亲的情况下,让其继续妊娠。注意监测孕妇阴道出血量及性质,观察子宫收缩情况、宫底高度、子宫压痛。

4. 护理措施

(1)开放静脉,积极补充血容量,纠正休克。

(2)吸氧。

(3)监测生命体征。

(4)做好终止妊娠的准备。

(5)预防产后出血,产后按摩子宫,给予宫缩剂。

(6)加强营养,纠正贫血,防止感染。

(7)死产者及时给予回奶,并进行心理护理。

5. 健康教育

(1)注意孕期安全,避免跌倒、腹部撞击等。

(2)按期产前检查,及时发现及治疗妊娠期并发症及合并症。

(3)配合医生进行治疗及抢救。

(4)加强营养,纠正贫血。

(5)保持外阴清洁,预防感染。

(6)不良产史的孕妇选择适当的再次妊

娠时机,并进行产前咨询。

第六节 早产患者的护理

1. 定义 是指妊娠满 28 周至不满 37 足周(196～258 日)间分娩者。此时娩出的新生儿体重多小于 2500g,各器官发育不成熟。

2. 病因

(1)胎膜早破、绒毛膜羊膜炎。

(2)下生殖道及泌尿道感染。

(3)妊娠并发症与合并症,如妊娠期高血压疾病、妊娠肝内胆汁淤积症、妊娠合并心脏病。

(4)子宫膨胀过度及胎盘因素,如多胎妊娠、羊水过多、前置胎盘。

(5)子宫畸形。

(6)宫颈内口松弛。

3. 分类

(1)先兆早产:妊娠晚期<37 周,出现规律宫缩,同时伴有宫颈改变。

(2)早产临产:妊娠 37 周前出现规律宫缩,同时宫颈管展平,宫口开大。

(3)早产(不可免早产):孕周不足 37

周,初产妇宫口开大 3cm 以上,经产妇宫口开大 4cm 以上。

> **特别提示**
>
> 根据早产发生的孕周又分为:
>
> (1)极早早产:临产发生在妊娠 28 周以前。
>
> (2)早期早产:临产发生在妊娠 32 周前。
>
> (3)轻型早产:临产发生在妊娠 32 周以后。

4. 观察要点　孕妇可有晚期流产、早产及产伤史,此次妊娠满 28 周后至 37 周前出现较规律宫缩,间隔时间 5 ~ 6 分钟,持续时间达 30 秒以上,肛门检查或阴道检查发现宫颈管消失、宫口扩张。部分患者可伴有少量阴道出血或阴道流水。

5. 护理常规

(1)尽量卧床休息,给予药物治疗,对孕妇做相应的健康教育,取得配合。

(2)在保胎过程中,监测胎儿宫内情况,并教会孕妇自数胎动的方法。

(3)指导患者应多进粗纤维食物,防止发生便秘。

（4）提供心理支持,讲解引起先兆早产的客观原因,减轻孕妇的焦虑感。帮助孕妇以良好的心态承担早产儿母亲的角色。

（5）加强孕期保健,做好产前检查和孕期卫生指导。

（6）遵医嘱给予各种药物治疗。

6. 护理措施

（1）预防早产:做好孕期保健工作,指导孕妇加强营养,保持平静的心情。避免诱发宫缩的活动,如抬举重物、性生活等。高危孕妇必须多卧床休息,以左侧卧位为宜,禁止性生活,慎作肛查和阴道检查等,积极治疗合并症,宫颈内口松弛者应于 14～16 周或更早些时间作宫颈内口缝合术,防止早产的发生。

（2）药物治疗的护理:先兆早产的主要治疗为抑制宫缩,与此同时,还要积极治疗合并症和并发症。护理人员应能明确具体药物的作用和用法,并能识别药物的副作用,以避免毒性作用的发生,同时,应对患者做相应的健康教育。

（3）预防新生儿合并症的发生:在保胎过程中,应每天行胎心监护,教会患者自数胎动,有异常时及时采取应对措施。在分娩前按医嘱给孕妇糖皮质激素,如地塞米松、倍他米松等,可促胎肺成熟,是避免发生新生儿呼吸窘迫综合征的有效步骤。

(4)为分娩作准备:如早产已不可避免,应尽早决定合理分娩的方式,同时充分做好早产儿保暖和复苏的准备,临产后慎用镇静剂,避免新生儿呼吸抑制的情况;产程中应给孕妇吸氧;新生儿出生后,立即结扎脐带,防止过多母血进入胎儿循环系统造成负荷过重的状况。

(5)为孕妇提供心理支持和保证。

7. 健康教育

(1)妊娠期生活应规律,工作应适当,避免过累或紧张,防止暴力创伤和精神刺激。

(2)注意孕期营养的合理安排,防止贫血。

(3)孕期产前检查,认真观察血压、体重、尿蛋白及各项化验。

(4)积极治疗感染性疾病。

(5)发现有不规律宫缩,阴道少量流血等先兆早产症状,应休息、镇静。

第七节 过期妊娠患者的护理

1. 定义 凡平时月经规律,妊娠达到或超过42周尚未临产,称为过期妊娠。

2. 病因

(1)胎儿因素。

(2)胎盘缺乏硫酸酯酶,是一种罕见的 X 性连锁遗传病,均见于怀男性胎儿的病例。

(3)内源性前列腺素和雌二醇分泌不足而孕酮水平增高。

(4)遗传因素。

3. 对母儿的影响　由于胎盘的病理改变容易发生胎儿窘迫,增加剖宫产率,持续缺氧及胎粪吸入可致死胎、死产、新生儿重度窒息、吸入性肺炎和颅内出血,以上均使围生儿死亡率增高。

4. 护理措施

(1)胎动计数:教会孕妇孕期自数胎动。

特别提示　一般 12 小时内胎动累计次数 10 次以上,若少于 10 次或逐日减少超过 50%,而又不能恢复,应视为胎盘功能不良。胎动突然频繁且剧烈,也应视为胎儿宫内缺氧信号,有时可能为胎动消失的先兆,一般认为胎动消失 12～48 小时可能胎心消失,故胎动消失后应立即终止妊娠,还可挽救胎儿。

（2）胎心监护：正常胎心率基线为 120 ~ 160 次/分,基线摆动幅度为 10 ~ 25 次/分,摆动频率为 3 ~ 6 次/分,胎动时基线增速 >15 次/分,时间 > 15 秒。无应激试验（NST）每周做 2 次。

（3）B 超检查：注意羊水量和胎盘分级。

（4）胎儿血流检测：是用超声多普勒记录胎儿血流的方法,为无创性检查。

（5）胎盘激素和酶的测定。

（6）羊膜镜检查。

（7）了解宫颈成熟度。

5. 健康教育

（1）过期妊娠影响胎儿安危,应争取在妊娠过期前（42 周前）及时结束分娩。

（2）终止妊娠的方法应根据宫颈成熟度和胎盘功能综合考虑。

第八节　羊水过多患者的护理

1. 定义　妊娠的各个时期羊水量超过 2000ml 者。

2. 病因

（1）胎儿畸形：最常见。

（2）染色体异常。

（3）双胎。

（4）胎盘脐带因素。

（5）妊娠期糖尿病。

（6）胎儿免疫性水肿。

（7）特发性羊水过多。

3. 观察要点

（1）观察羊水量变化。

（2）观察孕妇有无难以忍受的压迫症状,如呼吸困难、发绀、疼痛等。

（3）观察下肢水肿及静脉曲张情况。

（4）监测胎心及胎动。

4. 护理措施

（1）吸氧。

（2）配合医生进行羊膜腔穿刺。

（3）对有胎儿畸形者,做好终止妊娠的准备。

（4）破膜过程中注意血压、脉搏及阴道出血。

（5）放羊水时固定胎儿纵产式。

5. 健康教育

（1）破膜时立即平卧。

（2）注意胎动情况。

（3）死产者选择适当的再次妊娠时机,并进行产前咨询。

第九节 羊水过少患者的护理

1. 定义 妊娠晚期羊水量少于300ml。

2. 病因

(1)胎儿因素:染色体异常;先天畸形;胎儿生长受限;过期妊娠;胎膜早破。

(2)母体因素

1)胎盘功能不全,羊水分泌减少。

2)高血压、先兆子痫时,子宫小动脉痉挛,胎盘供血不足,胎盘功能不良均可导致。

3)糖尿病合并血管病变、胎盘供血不足时,胎盘功能不良亦可引起。

(3)胎盘因素:胎盘早剥;双胎输血综合征。

(4)药物因素:使用前列腺素合成酶抑制剂;血管紧张素转换酶抑制剂。

(5)特发性。

3. 观察要点

(1)观察宫高、腹围增长情况。

(2)监测胎心及胎动。

(3)破膜后观察羊水流出情况及羊水性状。

4. 护理措施

（1）吸氧，减少腹部刺激。

（2）监测胎儿宫内情况，按时听胎心，做胎心监护。

（3）做好剖宫产的准备。

（4）做好新生儿抢救准备。

5. 健康教育

（1）注意胎动，有胎动异常及时就医。

（2）注意休息，左侧卧位。

第十节　双胎妊娠患者的护理

1. 概述　一次妊娠有两个胎儿时称为双胎妊娠。其发生率在不同国家、地区的人种之间有一定差异。双胎妊娠与单胎妊娠的比例约为1:89。近年来，随着促排卵药物应用和辅助生育技术的开展，双胎妊娠的发生率有增高趋势。

一般情况下，双胎的好发人群有下列特点：①遗传，孕妇或其丈夫家族中有多胎妊娠史者，多胎的发生率增加。②年龄和胎次，双胎发生率随着孕妇年龄增大而增加，尤其是35～39岁者最多。孕妇胎次越多，发生多胎妊娠的机会越多。③药物，曾因不孕症而使用了促排卵药物,导致双胎妊娠的发生率增加。

2. 分类

(1)双卵双胎:即由两个卵子分别受精而形成的双胎妊娠。

(2)单卵双胎:即由一个卵子受精后分裂而形成的双胎妊娠。

3. 临床表现

(1)症状:妊娠期早孕反应较重,子宫大于妊娠孕周,尤其是妊娠24周以后。因子宫增大明显,使横膈抬高,引起呼吸困难;胃部受压、胀满、食欲下降,摄入量减少,孕妇会感到极度疲劳和腰背部疼痛。孕妇自诉多处有胎动,而非固定于某一处。

(2)体征:宫底高度大于正常孕周,腹部可触及两个胎头、多个肢体,胎动的部位不固定且胎动频繁,在腹部的不同部位可听到两个胎心音,且两者速率不一,相差大于10次/分。过度增大的子宫压迫下腔静脉,常引起下肢水肿、静脉曲张等。

4. 处理原则

(1)妊娠期:及早诊断出双胎妊娠者,增加其产前检查次数,注意休息,加强营养,注意预防贫血、妊娠期高血压疾病的发生,防止早产、羊水过多、产前出血等。

（2）分娩期：观察产程和胎心变化，如发现有宫缩乏力或产程延长，应及时处理。如发现有脐带脱垂或怀疑胎盘早剥时，即手术助产。如第一个胎儿为臀位，第二个胎儿为头位，应注意防止胎头交锁导致难产。

（3）产褥期：第二个胎儿娩出后应立即肌注或静滴催产素，腹部放置沙袋，防止腹压骤降引起休克，同时防止发生产后出血。

5. 护理评估

（1）病史：询问家族中有无多胎史，孕妇的年龄、胎次，孕前是否使用促排卵药。

（2）身体评估：评估孕妇的早孕反应程度、食欲、呼吸情况，以及下肢水肿、静脉曲张程度。孕妇经常主诉感到多处胎动而非某一固定部位。

双胎妊娠的孕妇在孕期必须适应两次角色转变，首先是接受妊娠，其次当被告知是双胎妊娠时，必须适应第二次角色转变，即成为两个孩子的母亲。双胎妊娠属于高危妊娠，孕妇既兴奋又常常担心母儿的安危，尤其是担心胎儿的存活率。

（3）诊断检查

1）产前检查：有下列情况应考虑双胎妊

娠。①子宫比孕周大，羊水量也较多；②孕晚期触及多个小肢体和两胎头；③胎头较小，与子宫大小不成比例；④在不同部位听到两个频率不同的胎心，同时计数 1 分钟，胎心率相差 10 次以上，或两胎心音之间隔有无音区；⑤孕中晚期体重增加过快，排除水肿及肥胖原因。

2）B 超：可以早期诊断双胎、畸胎，能提高双胎妊娠的孕期监护质量。B 超在孕 7 ~ 8 周时见到两个妊娠囊，孕 13 周后清楚显示两个胎头光环及各自拥有的脊柱、躯干、肢体等，B 超对中晚期的双胎诊断率几乎达 100%。

6. 护理措施

（1）一般护理

1）增加产前检查的次数，每次监测宫高、腹围和体重。

2）注意多休息，尤其是妊娠最后 2 ~ 3 个月，要求卧床休息，防止意外跌伤。卧床时最好取左侧卧位，增加子宫、胎盘的血供，减少早产的机会。

3）加强营养，尤其是注意补充铁、钙、叶酸等，以满足妊娠的需要。

（2）心理护理：帮助双胎妊娠的孕妇完

成两次角色转变,接受成为两个孩子母亲的事实。告知双胎妊娠虽属于高危妊娠,但孕妇不必过分担心母儿的安危,说明保持心情愉快,积极配合治疗的重要性。指导家属准备双份新生儿用物。

(3)病情观察:双胎妊娠孕妇易伴发妊娠期高血压疾病、羊水过多、前置胎盘、贫血等并发症,因此,应加强病情观察,及时发现并处理。

(4)症状护理:双胎妊娠孕妇胃区受压致胃纳差、食欲减退,因此应鼓励孕妇少量多餐,满足孕期需要,必要时给予饮食指导,如增加铁、叶酸、维生素的供给。因双胎妊娠的孕妇腰背部疼痛症状较明显,应注意休息,可指导其做骨盆倾斜运动,局部热敷也可缓解症状。采取措施预防静脉曲张的发生。

7. 治疗配合

(1)严密观察产程和胎心率变化,如发现有宫缩乏力或产程延长,及时处理。

(2)第一个胎儿娩出后,立即断脐,协助扶正第二个胎儿的胎位,以保持纵产式,通常再等待 20 分钟左右,第二个胎儿自然娩出。如等待 15 分钟仍无宫缩,则可协助人工破膜,遵医嘱静脉滴注催产素促进宫缩。产程过程中应严密观察,及时发现脐带脱垂或胎盘早剥等并发症。

(3)预防产后出血的发生。

特别提示

第二个胎儿娩出后应立即肌内注射或静脉滴注催产素,腹部放置沙袋,并以腹带紧裹腹部,防止腹压骤降引起休克。

(4)双胎妊娠者如系早产,产后应加强对早产儿的观察和护理。

8. 健康教育　护士应指导孕妇注意休息,加强营养,注意阴道流血量和子宫复旧情况,防止产后出血。并指导产妇正确进行母乳喂养,选择有效的避孕措施。

第十一节　胎膜早破患者 的护理

1. 定义　临产开始之前胎膜自然破裂称为胎膜早破。

2. 病史　孕妇突然感觉有大量液体自阴道流出,以后为持续少量或呈间歇性流出者。

3. 检查

(1)消毒阴道,窥器检查有清亮液体自宫口流出或后穹隆有液池形成,亦可宫底部加压并同时嘱孕妇向下屏气,以增加阳性诊断率。

(2)用石蕊试纸测试后穹隆液池或阴道中下部的液体,如 pH 为碱性(≥7.0~7.5)。

> **特别提示**
>
> 注意子宫颈分泌物、尿液、血液、手套上滑石粉等均呈碱性。因此测试时,试纸不能接触宫口、阴道外口,手套上的滑石粉应以 0.5‰碘伏冲净,否则假阳性率增加。

(3)若石蕊试纸未改变,也可行阴道液体涂片检查,在光镜下寻找羊水内容物如胎脂、毳毛、胎儿上皮细胞等,将涂片加温干燥后的镜检见有羊齿植物叶状结晶可诊断。

(4)同时做宫颈管细菌培养及药敏。

(5)如上述病史与检查仍不能确定诊断,可进行下列检查:

1)会阴部放置消毒垫,观察 24 小时的流液变化。

2)B 型超声检查可见羊水减少,可协助

诊断胎膜早破,同时也确定胎龄及胎盘定位。

4. 羊膜炎诊断要点

(1)原因不明的胎儿心率增快,首先应以超声排除胎儿中枢神经系统畸形。是早产及胎膜早破的诱因。

(2)孕妇脉率增快,此时即使发现有其他部位感染存在时,亦不能轻易放弃或排除羊膜炎的存在。

(3)孕妇体温升高,子宫压痛,羊水臭味已是羊膜炎的晚期体征。

(4)血白细胞计数 $\geqslant (15 \sim 20) \times 10^9/L$ ($15000 \sim 20000/mm^3$),中性粒细胞 $\geqslant 90\%$。

(5)C 反应蛋白测定(CRP) $\geqslant 20mg/L$ 为诊断羊膜炎最可靠的方法,具有高度的特异性及敏感性,与病理诊断有高度的相关性,且不受孕周影响。可重复测定,观察动态变化及监测治疗效果。

(6)胎膜胎盘病理组织学检查,可见大量炎性细胞的侵入。

5. 护理措施

(1)足月或近足月($\geqslant 36 \sim 37$ 孕周)者,胎膜早破后 12 小时内未自然临产者以引产为宜。且密切观察有无感染情况,无感染者应尽快促宫颈成熟后引产,但一旦有感染征象而宫颈仍不成熟者,应及时剖宫产结束分娩。

(2)未足月者:应尽量延长胎龄,预防感染直到胎儿成熟。

1)一般护理:①左侧卧位,促胎儿生长发育。②每日2次会阴冲洗,垫消毒纸。③每日测血白细胞计数及分类,测血压、呼吸、脉搏。④采取"三不"方针,即不干扰,不做肛查或阴道检查,不用预防性抗生素。⑤抓紧时间促胎肺成熟。⑥胎儿肺未成熟且无感染时,一旦有宫缩应给予宫缩抑制剂。

2)特殊护理:①妊娠33～35孕周者,由于胎膜早破的应激情况下可促胎肺成熟,建议等候至少16小时再分娩胎儿,以减少胎儿呼吸窘迫综合征的发生。②妊娠26～32孕周者,如无羊膜炎或胎儿窘迫存在时,最好等候至33孕周引产,以提高围产儿生存率,如有宫缩应给予宫缩抑制剂。③妊娠小于26孕周者,新生儿难以存活,且畸形率高,应考虑终止妊娠。

(3)合并羊膜炎的治疗

1)应采用足量广谱或敏感抗生素。

2)一旦羊膜炎的诊断建立,在采用大量

抗生素治疗的同时应立即终止妊娠。

3)一般争取阴道分娩,宫缩较弱时可用催产素加强宫缩。

4)剖宫产术一般用于合并产科情况如头盆不称、先露异常、宫内窘迫、严重感染等。

(4)做好孕妇的心理护理:积极鼓励其面对现实,提前做好迎接新生儿的准备。若为早产儿,可以给孕妇提供有关促进早产儿发育生长的方法,缓解产妇的焦虑情绪。

(5)分娩后护理

1)胎盘与脐带送病理检查。在脐带的近胎儿端与胎盘根部及胎盘边缘各切标本一块浸泡于福尔马林中,送病理检查。

2)剖宫产的产妇还应在术中取羊水做细菌培养、药物敏感试验及新生儿的耳拭子及咽拭子,送交化验室做细菌培养加药敏试验。

3)疑宫内感染的新生儿出生后应给予抗生素防治感染。

第十二节　胎儿宫内窘迫患者的护理

1. 定义　胎儿宫内窘迫是一种症状,是因胎儿宫内缺氧及酸中毒所致。急性胎儿窘迫多发生在临产以后,慢性胎儿窘迫多发生在高危孕妇。

2. 诊断

(1)胎心性胎儿窘迫

1)胎心率>160次/分或<120次/分。

2)胎心监护出现以下图形:晚期减速,由于胎盘血循环不全所致;重度可变减速,多为脐带血运受阻的表现。

(2)胎粪性胎儿窘迫:先露头时,因自然破水羊水浑浊,呈黄绿色(羊水Ⅰ°或Ⅱ°污染),多由于胎儿缺氧,引起迷走神经兴奋,使肠蠕动亢进,肛门括约肌松弛胎粪排出所致。

3. 护理措施

(1)立即吸氧,提高母血氧含量。

(2)寻找原因,如脐带脱垂或前置等。

(3)改变体位,通常以左侧卧位为好。如疑有脐带受压,可于改变多种体位无效时行阴道检查。

(4)胎心监护。

(5)针对病因,视孕周及胎儿成熟度决定分娩时机。若胎儿已成熟,无明显先天异常,宜结束分娩。为避免宫缩时加重胎儿宫内缺氧,可行剖宫产。

(6)单纯的胎心变化,可左侧卧位,吸氧,持续观察。也可应用胎心监护仪持续观察。胎心发生变化并伴有羊水的改变,应尽快结束分娩。宫口未开全,应行剖宫产。宫口已开全具有阴道分娩的条件,可行阴道产钳助产,同时做好新生儿的抢救准备。

(7)胎儿窘迫发生在催产素点滴过程中,应立即停止点滴,改变体位,吸氧,观察胎心是否可以恢复正常。

(8)孕周 <36 周者,胎儿出生后生存可能性较小,应向家属讲明情况,尽量保守治疗以期延长孕周。并积极寻找原因,治疗母体合并症,如妊高娠期高血压疾病、心脏病、糖尿病等,改善胎儿在宫内缺氧情况。若原因不明或原因明确不能去除,应尽快结束分娩。

(9)胎儿娩出前作好新生儿抢救准备。通知儿科医生到场参加抢救。

4. 新生儿阿氏评分法　新生儿阿氏评分法用以判断有无新生儿窒息及窒息的严重程度,是以出生后的心率、呼吸、肌张力、喉反射及皮肤颜色五项体征为依据,每项 0~2分,满分 10 分(表6)。

表6 阿氏评分法

	0分	1分	2分
心率	0	少于100次	100次
呼吸	0	浅慢,不规则	佳
肌张力	松弛	四肢稍屈	四肢活动
喉反射	无反射	有些动作	咳嗽,恶心
皮肤颜色	口唇青紫全身苍白	躯干红,四肢紫	全身红润

注:新生儿窒息的诊断

(1)轻度窒息:阿氏评分4~7分。

(2)重度窒息:阿氏评分0~3分。

第十三节 妊娠合并心脏病患者的护理

1. 定义 妊娠合并心脏病是严重的妊娠合并症,是导致孕产妇死亡的主要原因之一,占孕产妇死亡原因的第二位,仅次于产后出血。以风湿性心脏病最常见,其次是先天性心脏病、妊娠期高血压性心脏病、围生期心肌病。因此,加强孕期保健,才能降低孕产妇的死亡率。

特别提示	有心脏病的孕妇在妊娠 32 ~ 34 周、分娩期及产褥期的最初 3 天内心脏负担最重。

2. 病因　以先天性心脏病最常见。

3. 分类及观察要点(心功能分级)

Ⅰ级　普通体力活动不受限制。

Ⅱ级　普通活动稍受限制。

Ⅲ级　一般体力活动受限,轻微活动即感疲劳、心悸、气急;或有心衰史,无论目前有无症状。

Ⅳ级　不能胜任任何体力活动,休息时仍有心悸、气急等明显心力衰竭现象。

4. 护理常规

(1)孕期护理

1)加强孕期保健,从孕早期开始检查,定期观察心脏功能。

2)避免劳累及情绪波动,注意休息。每日保证 10 小时睡眠。

3)指导进食少盐、高蛋白、低脂、富含维生素及铁质饮食。避免过饱、过热、忌烟酒。

4)加强健康教育,预防呼吸道感染,使产妇及家属了解早期心衰的症状,发现问题随时就诊。

（2）孕期住院护理

1）环境安静、舒适，限制探视，卧床休息。

2）每日测 T、P、R、BP 4 次，有早期心衰症状及时报告医生。

3）每周测体重 2 次。

4）按高危妊娠监护胎儿。

5）遵医嘱吸氧。

6）合并心力衰竭时，安排特护。

5．护理措施

（1）非孕期：根据患者心脏病的类型、病变程度、心功能状况及是否手术矫治等因素，判断患者是否适宜妊娠。对不宜妊娠者，告诫患者采取有效的措施，严格避孕。

（2）妊娠期

1）定期产前检查：对可以妊娠者，产前检查应从确定妊娠时即开始，检查次数及间隔时间可按病情而定，孕 20 周以前每 2 周 1 次，孕 20 周以后每周一次，以便及时了解孕妇心功能状况和胎儿宫内情况。每次产前检查的内容除一般产科检查外，应重点注意心脏功能情况及变化。

2）防治心力衰竭的发生。①适当休息

及运动:适当增加休息及睡眠时间,每天至少睡眠 10 小时,并有 2 小时左右的午休时间,休息时宜采取左侧卧位或半卧位。根据患者的心功能状况,限制体力活动,避免因劳累而诱发的心力衰竭。②合理营养:应进高热量、高蛋白、高维生素、低盐、低脂肪及富含钙、铁等矿物质的食物,且少量多餐。多吃水果及蔬菜,预防便秘。③积极预防、及早纠正各种妨碍心功能的因素:常见诱发心力衰竭的因素有上呼吸道感染、贫血及妊娠期高血压疾病等。尽量避免到公共场所,勿与传染病患者接触,注意保暖,预防上呼吸道感染。要做到早晚刷牙,饭后漱口,预防口腔炎症的发生。保持会阴部清洁,预防泌尿系统感染。积极治疗贫血,提高患者的机体抵抗力,从妊娠 4 个月起补充铁剂及维生素 C。定期监测血压,观察下肢水肿增加情况,及早发现并治疗妊娠期高血压疾病。④及时控制感染:注意观察并及时发现与感染有关的征象,遵医嘱合理应用有效的抗生素。⑤加强心理护理:耐心向孕妇及家属解释目前的健康状况,告知预防心力衰竭的有效措施,帮助其识别早期心力衰竭的症状和体征,以及出现心力衰竭以后抢救和应对措施,减轻孕妇及家属的焦虑和恐惧心理,增加安全感。⑥提前入院待产:心功能 I ~ II 级者,应于预产期前 1 ~ 2 周提前入院待产,心功能 III 级或以上者,应立即住院治疗,保证母婴安全。

特别提示

> 自妊娠 16 周起,限制食盐的摄入量,每天不超过 4 ~ 5g。注意出入量的平衡,监测体重与水肿情况,必要时监测尿量。

(3)急性左心衰竭的紧急处理:当出现急性左心衰竭后,应遵医嘱采取下列抢救措施:

1)体位:患者取坐位,双腿下垂,以减少静脉回流。

2)吸氧:立即高流量面罩或加压给氧,一般将 50% 酒精置于氧气的滤瓶中,随氧气吸入。

3)吗啡:5 ~ 10mg 静脉缓注,可使患者镇静,减少躁动带来的额外的心脏负担,同时可使小血管舒张而减轻心脏负担。必要时可间隔 15 分钟重复 1 次,共 2 ~ 3 次。

4)快速利尿:呋塞米 20 ~ 40mg 静注,2 分钟内静脉推注完,10 分钟见效,可维持 3 ~ 4 小时。此药除利尿作用外,还有静脉扩张作用,有利于肺水肿缓解。

5)血管扩张剂:如硝酸甘油 0.3mg 或硝酸异山梨酯 5～10mg 舌下含服。

6)洋地黄类药物:毛花苷丙,静脉给药,首次 0.4～0.8mg,2 小时后可酌情增加 0.2～0.4mg。

6. 健康教育 包括妊娠与心脏病的相互影响、诱发心力衰竭的常见因素及预防方法、早期心力衰竭的识别及处理,以及母乳喂养等其他产前健康教育的知识等,帮助孕妇及家属适应妊娠所造成的压力,缓解焦虑情绪。

第十四节 妊娠期糖尿病患者的护理

1. 定义 是指妊娠期发生或首次发现的不同程度的糖代谢异常。妊娠期母体分泌各种激素相应增加,并在外周组织具有拮抗胰岛素作用,使胰岛素相对分泌不足。这种作用一般出现在 24 周以后,在孕 32～34 周达到高峰。

2. 病因 遗传因素与环境因素共同作用的结果,妊娠期糖代谢发生明显变化,随着孕周的增加,胎盘分泌的激素对胰岛素抵抗逐渐增强,导致胰岛素敏感性降低。

(1)胎盘分泌的各种激素对胰岛素有拮抗作用。

(2)长期不良的生活习惯,摄入高热量饮食过多。

(3)各种原因引起的胰岛素相对分泌不足或抵抗作用。

3. 高危因素 肥胖、≥35 岁、家族中有糖尿病(DM)、分娩过巨大儿、有不良孕产史、本次妊娠羊水过多、反复阴道念珠菌感染。

4. 分类 糖尿病合并妊娠、妊娠期糖尿病、糖耐量受损。

5. 诊断 孕 24~28 周非糖尿病孕妇常规行 82.5g(75g 纯糖粉重量)OGTT 糖耐量试验。

(1)孕妇空腹 8 小时,首先静脉采空腹血,然后口服 82.5g 糖粉溶于 200ml~300ml 水中,五分钟内喝完,分别于 1 小时,2 小时后采静脉血。其中一项化验值异常诊断为妊娠期糖尿病。正常值 OGTT:空腹 <5.1mmol/L,1h:10.0mmol/L,2h:8.5mmol/L。

(2)监测血糖大轮廓正常值:在 0 点和三餐前后(餐前半小时,餐后为进食开始后 2 小时)测末梢指血血糖。空腹及餐前 3.3~5.3mmol/L;

夜间及餐后 2 小时 4.4 ~ 6.7mmol/L。

6. 观察要点

(1)关注孕妇 24 ~ 28 周常规口服 82.5g 葡萄糖粉的化验结果。

(2)评价妊娠期糖尿病饮食合理性。

(3)监测体重增长情况。

(4)评价运动量及运动方式。

(5)是否发生低血糖症状。

7. 护理常规

(1)定期产前检查:及早发现血糖异常。

(2)遵循糖尿病的治疗原则:进行健康教育、个体化饮食控制、适当运动、配合药物治疗、做好自我血糖监测。

(3)根据孕妇的孕周、孕前体重及胎儿大小的不同,进行个体化饮食指导。

(4)预防感染:注意个人卫生及环境卫生,防止呼吸道、泌尿道、生殖系统及皮肤感染。

(5)按医嘱准确使用胰岛素:用量必须精确计量,观察用药后的反应。

(6)防止低血糖的发生:注射胰岛素应在餐前半小时内进行。

(7)加强孕妇的自我监护:教会孕妇自数胎动。

(8)提供心理支持:教会产妇必要的糖尿病知识,避免合并症的发生。

(9)饮食特点:少量多餐。

8. 护理措施

(1)宣教:根据疾病的不同程度,教会患者及其家属有关糖尿病的知识、技能及控制血糖的重要性。并给予心理支持,使其能主动参与并配合治疗。

(2)饮食控制:是糖尿病治疗的基础。要保证孕妇及胎儿营养的需求,三大营养素摄入比例要合理:碳水化合物占 50% ~ 60%,蛋白质占 15% ~ 20%,脂肪占 25% ~ 30%。饮食要多样化,适当地摄入粗纤维的食物,少量多餐,根据孕妇体重不同,可以计算出每日的总热量,合理地分配在每餐之中。

(3)建立饮食交换份的概念:计算出每日的总热量,换成交换份。灵活分配在每餐中,每 90 g 为一个交换份。

(4)运动:根据病情,遵医嘱可进行适当的活动。可选择极轻度运动(如散步)和轻度运动(如中速步行),于餐后 1 小时进行,持续 20 ~ 30 分钟。

(5)药物治疗:通过饮食控制血糖不满意的孕妇,应根据孕妇血糖的情况,应用胰岛素来调节血糖水平,注意防止低血糖(准备一些食物,如饼干、糖果)或酮症酸中毒。

特别提示 药物应选用短效和中效胰岛素,忌用口服降糖药。不用磺胺类降糖药。

(6)血糖监测:根据血糖的变化,监测不同时间点的血糖,为调整饮食药物治疗提供临床依据。为保持治疗的准确性,饮食要相对恒定、合理。

9. 健康教育

(1)讲解糖尿病对母婴的影响及发病机制,提高对远期患 2 型糖尿病的重视程度。养成良好的生活习惯,营养均衡合理。平时养成运动的习惯,保持良好的心态。

(2)讲明饮食控制的重要性,限制淀粉、碳水化合物的摄入,按医嘱要求进餐。

(3)除控制主食外,应限制患者摄入含碳水化合物高的食物,如土豆、红薯、芋头、过甜的水果等食物。

(4)如按要求进食后仍有饥饿感,应报告医生,及时检测血糖,备一些含碳水化合物的食物,及时调整胰岛素用量,以免发生低血糖。

(5)如患者需出院回家治疗,应教会患者皮肤消毒、自己注射胰岛素的方法和自我监测血糖的方法,并记录糖尿病日记,以便调整治疗方案。

第十五节 急性脂肪肝患者的护理

1. 定义 妊娠合并急性脂肪肝是妊娠晚期特有的肝脏损害,其主要病变为妊娠期肝脏脂肪变性,起病急,病情凶,常伴有肾、胰、脑等多脏器损害。

2. 病因 病因和机制尚不清楚,初步认为妊娠后期由于妊娠激素异常增多,肝脂肪代谢障碍,引起甘油三酯在肝细胞及其他器官迅速堆积。于是,肝细胞拥挤、肝窦隙狭窄、肝细胞肿胀、脂肪变性,肾、胰、脑、骨也可见脂肪变性。

3. 观察要点

(1)大多在妊娠晚期32~38周发病,一般为初产妇。

(2)起病急骤,大多突发恶心、呕吐,伴上腹痛等。

(3)发病1周左右出现黄疸,呈进行性

加重。

(4)重症可有腹水及高血压、蛋白尿、水肿等。常并发少尿、胃肠道出血及弥散性血管内凝血。也可出现意识障碍、昏迷等肝性脑病症状。大多在产后数日内死亡。

(5)轻症主要为腹痛、呕吐、黄疸,无少尿、腹水等表现。

(6)常合并不同程度的妊娠期高血压疾病。

4. 护理常规　密切观察生命体征,有无恶心、呕吐、上腹痛、黄疸。

5. 护理措施

(1)卧床休息,给予低脂肪、低蛋白、高碳水化合物,保证足够热量。静滴葡萄糖纠正低血糖。注意水电解质平衡,纠正酸中毒。

(2)成分输血:可根据情况给予红细胞、血小板、白蛋白。

(3)保肝治疗:给予维生素 C、氨基酸等。

(4)肾上腺皮质激素:氢化可的松每日 200～300mg 静滴。

6. 健康教育

(1)产后不宜哺乳,注意休息。

(2)适当的体育锻炼有利于脂肪肝的恢复,尤其应进行有氧运动。

第十六节 HELLP 综合证患者的护理

1. 定义 以溶血、肝酶升高及血小板减少为特点,是妊娠期高血压疾病的严重并发症,常危及生命。

2. 病因 其发生可能与自身免疫机制有关。

3. 观察要点

(1)典型症状:全身不适,右上腹疼痛,体重骤增,脉压增大,收缩压 > 140mmHg,舒张压 < 90mmHg,也可伴恶心、呕吐。晚期患者可出现牙龈出血,腹部或肩部剧痛。

(2)实验室检查:血红蛋白为 60 ~ 90g/L,网织红细胞增多。

4. 护理常规

(1)一般产前护理常规。

(2)卧床休息,保持病室安静,必要时置暗室,避免一切刺激。

(3)按医嘱给低盐或普通饮食,准确记录每日出入量。隔日测体重。

(4)注意产妇自觉症状,如有全身不适、右上腹疼痛、体重骤增、脉压增宽等症状时,立即通知医生,做好抢救准备。

(5)注意产兆、胎心、血压、脉搏,及时发现胎盘早剥及胎儿宫内窘迫症状,有产兆时送待产室。

(6)根据病情尽快终止妊娠。

(7)应用静脉扩容疗法时,注意及时调整输液速度。

5. 护理措施

(1)休息:左侧卧位,保证睡眠。

(2)保持良好心态,有助于抑制妊娠期高血压疾病的发展。

(3)饮食:摄入充足的蛋白质、蔬菜,补充铁与钙剂。应避免摄入过多食盐,但不必严格限制,以免低钠血症时产后易发生循环衰竭。注意病情进展。

6. 健康教育　护士应加强孕期健康教育,使孕妇及家属了解妊娠期高血压疾病及HELLP综合征的知识及其对母儿的危害,从而促使孕妇自觉于妊娠早期开始做产前检查,并坚持定期检查,以便及时发现异常,及时治疗和纠正。同时,还应指导孕妇合理饮食,减少过量脂肪和盐的摄入,增加蛋白质、维生素以及富含铁、钙、锌的食物,对预防妊娠期高血压疾病有一定作用。

特别提示

> 尤其是钙的补充,可从妊娠20周开始,每天补充钙剂2g,可降低妊娠期高血压疾病的发生。

此外,孕妇足够的休息和愉快的心情也有助于妊娠期高血压疾病的预防。

第十七节 缺铁性贫血患者的护理

1. 定义 贫血是由多种病因引起的,通过不同的病理过程,使人体外周血红细胞容量减少,低于正常范围下限的一种常见的临床症状。常以血红蛋白浓度作为诊断标准。缺铁性贫血最为常见。

2. 病因 正常成年非孕期女性体内铁总量35~40mg/kg,每日需消耗20~25mg用于造血,为维持体内铁平衡,每日需从食物中摄取铁1~15mg。妊娠期妇女由于血容量增加需铁650~750mg,胎儿生长发育需铁250~350mg,仅妊娠期需铁1000mg左右。因此,每日需从食物中摄取至少4mg。妊娠晚期铁的最大吸收率虽已达40%,但仍不能满足需求,如不及时给予补充铁剂,则易造成贫血。

3. 护理常规

(1)病史:评估既往有无月经过多或消化道疾病引起的慢性失血性疾病,有无因不良饮食习惯或胃肠道功能导致的营养不良病史。

(2)身心状况

1)症状:有无头晕、乏力、耳鸣、心悸、气短、面色苍白、倦怠、食欲不振、腹胀、腹泻等症状。

2)体征:有无皮肤、黏膜苍白,毛发干燥、无光泽、易脱落,指(趾)甲扁干等。

3)心理社会状况:重点评估孕妇因长期疲倦或知识缺乏而引起的倦怠心理。

4. 护理措施

(1)预防:妊娠前应积极治疗慢性失血性疾病,改变偏食等不良饮食习惯,适度增加营养,必要时补充铁剂,以增加铁的储备。

(2)妊娠期护理

1)饮食护理:建议孕妇摄取高铁、高蛋白及高维生素 C 食物,以改善体内缺铁现状,如动物肝脏、瘦肉、蛋类、葡萄干及菠菜、甘蓝等深色蔬菜。但蔬菜、谷类、茶叶中的磷酸盐、鞣酸等影响铁的吸收,应注意饮食的搭配。纠正偏食、挑食等不良习惯。

2)正确服用铁剂:铁剂的补充应首选口服制剂。建议妊娠 4 个月后,每日遵医嘱服用铁剂,可预防贫血的发生,如硫酸亚铁 0.3g,每日 3 次,同时服用维生素 C 0.3g 及 10% 稀盐酸 0.5~2ml,促进铁的吸收。

特别提示　铁剂对胃黏膜有刺激作用,引起恶心、呕吐、胃部不适等症状。因此,应饭后或餐中服用。

服用铁剂后,由于铁与肠内硫化氢作用而形成黑色便,应予以解释。服用抗酸药时必须与铁剂交错时间服用。

特别提示　对于妊娠末期重度缺铁性贫血或口服铁剂胃肠道反应较重者,可采用深部肌内注射法补充铁剂,常见制剂有右旋糖酐铁及山梨醇铁。

3)加强母儿监护:产前检查时常规给予血常规检测,妊娠晚期应重点复查。注意胎儿宫内生长发育状况的评估,并积极地预防各种感染。

(3)分娩期:中、重度贫血产妇临产前遵医嘱给予维生素 K_1、维生素 C 等药物,并应配血备用。严密观察产程,为减少孕妇体力消耗,第二产程酌情给予阴道助产。因贫血孕妇对出血的耐受性差,少量出血易引起休克,应预防产后出血。胎儿前肩娩出时,遵医嘱肌注或静脉注射宫缩剂,以加强宫缩,减少出血。同时为产妇提供心理支持及抗生素预防感染。

(4)产褥期

1)密切观察子宫收缩及阴道流血,补充铁剂,纠正贫血,并继续应用抗生素预防和控制感染。

2)指导母乳喂养,对于因重度贫血不宜哺乳者,详细讲解原因,并指导产妇及家人掌握人工喂养的方法。采取正确的回奶方法,如口服生麦芽冲剂或芒硝外敷乳房。

3)提供家庭支持,增加休息和营养,避免疲劳。加强亲子互动,提供避孕指导,避免产后抑郁。

第十八节 妊娠期肝内胆汁淤积症患者的护理

1. 定义 是妊娠中、晚期特发性疾病。

临床上以皮肤瘙痒、黄疸和病理上胆汁淤积为特征,主要危及胎儿,使围产儿发病率和死亡率增高。

2. 病因

(1)与雌激素代谢有关:妊娠期孕妇体内雌激素水平升高,妨碍了某些孕妇的肝细胞对胆盐的摄入、转运和排泄,导致肝内胆汁淤积。

(2)遗传与环境因素:家族中常在母女、姐妹间发病。此病有明显的地域和种族差异。在中国主要是南方四川地区发病率较高,冬季高于夏季。

3. 观察要点

(1)瘙痒:皮肤瘙痒为首发症状。因胆盐潴留于皮肤深层,刺激皮肤感觉神经末梢而致持续瘙痒不适,常发生在妊娠 28~32 周,随着妊娠月份增加而加重。

(2)黄疸:为轻、中度,通常在瘙痒发生后 10 日内发现。黄疸仅见于巩膜,无发热。

(3)消化道症状:少数患者有恶心、食欲不振、乏力。

(4)实验室检查:血清胆酸升高、凝血酶原时间延长 30% 以上,尿胆原、尿胆素、尿胆红素均为阳性。

4. 护理常规 积极对症处理,加强母儿监护,密切观察病情变化,根据病情变化随时采取治疗和护理措施。

5. 护理措施

(1)保持病室安静、舒适,温度、湿度适宜,床位整洁。

(2)指导孕妇选择宽松、舒适、透气性及吸水性良好的棉内衣裤袜,并保持良好卫生习惯。

(3)避免搔抓加重瘙痒和皮肤损伤,可压、拍局部以减轻瘙痒感,保持手部清洁。

(4)禁用过热的水洗浴,勿使用肥皂擦洗。

(5)有计划安排好护理活动,减少对孕妇睡眠的影响。

(6)如因瘙痒严重而影响睡眠时,可遵医嘱给予抗组胺类或镇静、安眠类药物,并观察其疗效。

(7)同时指导孕妇饮食宜清淡,禁食辛辣刺激食物及蛋白含量高的食物,多食水果和蔬菜,补充各种维生素及微量元素。

6. 健康教育

(1)加强母儿监护,预防并发症发生。

(2)指导孕妇增加产前检查次数,定期监测孕妇血中胆酸、转氨酶及胆红素水平,动态地了解病情变化。

（3）伴有黄疸、妊娠期高血压疾病或双胎妊娠、既往有死胎、死产等不良孕产史者应立即住院监护，每日吸氧 2 次，每次 30 ~ 60 分钟。

（4）适量增加休息，取左侧卧位，改善胎盘循环。

（5）药物治疗，可采用苯巴比妥、地塞米松。

（6）孕妇常因瘙痒影响休息，心情烦躁，应该正确评估孕妇的皮肤状况，身心状况。

（7）定期检测胎心及胎动情况。

第十九节　母儿血型不合
患者的护理

1. 定义　母儿血型不合主要是孕妇和胎儿之间血型不合而发生的疾病，可使胎儿红细胞凝集破坏，引起胎儿或新生儿溶血病。母儿血型不合实质上是一种抗原抗体之间的免疫反应，胎儿由父亲遗传而获得的血型抗原如果正是孕妇所缺少的，一旦进入母体，母体会产生抗体，这种抗体可经胎盘进入胎儿体内，引起免疫反应，使胎儿红细胞凝集、破坏，发生溶血，导致流产、死胎、胎儿常因严重贫血、心力衰竭而死亡;或发生严重黄疸,病死率高,即使幸存,患儿智力发育也受影响。

2. 病因及发病机制　母儿血型不合,常见的有 Rh 血型不合和 ABO 血型不合两大类型,分述如下:

(1) Rh 血型不合:当孕妇血型为 Rh(－),丈夫为 Rh(＋),胎儿也是 Rh(＋)时,可以有少数胎儿红细胞带着 Rh 因子(抗原)进入母体,使母体致敏产生抗体,这些抗体经过胎盘进入胎儿血循环,抗体与抗原相遇发生溶血。随着妊娠次数增多,母体内抗体也逐渐增多,抗原抗体反应所造成胎儿溶血,也依妊娠次数增多而愈来愈严重,甚至发生死胎。大多数 Rh 血型不合患儿出生后 24 小时内病情进展较快。在我国 Rh(－)者明显少于国外,其中约 5% Rh(－)母亲的胎儿有溶血病。虽然发生率不高,但病情严重,往往引起胎婴儿死亡及严重后遗症,故应予重视。

Rh 血型系统已确定有 C、D、E、c 和 e 五种抗原,各抗原中以 D 抗原的抗原性强,引起 Rh 血型不合溶血症的发生率较高,故临床上首先以抗 D 血清(抗体)检验其为 D(＋)或 D(－),临床上将 D(＋)/(－)通常称为 Rh(＋)/(－)。

（2）ABO 血型不合：一般孕妇为 O 型，胎儿为 A 型或 B 型，同样可以发生新生儿溶血病。ABO 血型不合比较多见，占妊娠总数的 20% ～ 25%，而发生溶血病者仅 2% ～ 2.5%，且一般都较轻。这是由于胎儿含有或多或少的可溶性 A 或 B 物质，能中和 A 及 B 抗体的缘故。

特别提示　症状较轻的 ABO 溶血病容易与新生儿生理性黄疸相混淆，部分发生严重的溶血病，其进展速度较慢，有时在出生后第 3 ~ 5 天才达到高峰。

3. 观察要点

（1）孕妇可能有流产、早产、死胎史；新生儿溶血病的主要临床表现有面色苍白、贫血、水肿、肝脾肿大和重度黄疸等。

（2）新生儿

1）在出生后 24 小时内出现黄疸（ABO 血型不合者可稍晚），进行性加剧，肝脾肿大，且严重贫血。婴儿出生后立即呈现苍白甚至轻度水肿者，若不及时处理，数日内可出现精神萎靡、嗜睡及吸吮反射减弱，甚至抽搐等核黄疸症状。

2)新生儿胆红素检查:出生后 72 小时新生儿总胆红素可超过 $342\mu mol/L$。

3)胎盘检查:正常胎盘与新生儿体重之比 1:6,而存在 Rh 溶血病时,胎盘水肿其比例可达 1:4~1:3。

4. 护理措施

(1)产妇护理:产妇吸氧,争取自然分娩,避免使用镇静、麻醉剂,以免增加胎儿窒息机会。做好新生儿抢救准备。新生儿娩出后立即断脐,以减少进入其体内的抗体量。脐带应留 7~8cm 长,立即以 1:5000 呋喃西林湿纱布包裹,每天更换一次,以备换血时用。脐血送查有关化验。胎儿出生后,立即从脐静脉注入 25% 葡萄糖 10ml、维生素 C 100mg、尼可刹米 125mg 和(或)氢化可的松 25mg。另留胎盘侧脐血送检血型,胆红素、特殊抗体测定,以及红细胞、血红蛋白和有核红细胞检查等。

(2)新生儿治疗:分娩时子宫收缩,大量抗体通过胎盘进入新生儿体内,大量红细胞遭破坏,产生严重贫血。新生儿肝脏,特别是早产儿肝脏不能处理大量胆红素,故黄疸逐渐发展。当胆红素过高时,损害中枢神经,最后可发生核黄疸抽搐而死亡,故需积极治疗。①强的松 2.5mg,每日 3 次,以促使肝葡萄糖醛酸酶成熟,促进葡萄糖醛酸与间接胆红素结合成为不能通过血脑屏障的直接胆红素,以减少核黄疸发生;②每日静脉输入 25% 白蛋白 10mg/kg,或稀释于 5% 葡萄糖溶液中缓滴;③口服葡萄糖水有利于间接胆红素转变为直接胆红素;④苯巴比妥,每日 5mg/kg,分 3 次口服,共 5～7 天,亦有肝酶诱导作用;⑤中药三黄汤加茵陈促使胆红素排泄也有效果;⑥光照疗法,用蓝色荧光照射新生儿全身,能促进间接胆红素氧化分解成水溶性,并从胆汁排出,简便有效,现临床应用较多;⑦换血、输血,对产前诊断明确,胎儿出生后症状、体征明显者,经治疗胆红素继续上升接近 18% 者,考虑换血。近年来由于治疗上的进展需换血的患儿已较少见。

5. 健康教育

(1)有 ABO 血型不合者,且检测到抗体效价较高者,可在非孕期用中药预防,准备妊娠前用益母草 500g、川芎 250g、当归 250g、白芍 300g、广木香 250g,研成粉末,炼为蜜丸,每丸 9g,每次 1 丸,每日 2 次。

(2)产前检查时检验血型。

第二十节 妊娠期用药原则

(1)生育年龄有受孕可能的妇女用药时,需注意月经是否过期。孕妇在其他科诊治,应告诉医生自己已怀孕和孕期时间,而任何科医生问病史时勿忘询问末次月经及受孕情况,以免忽略用药。

(2)有急、慢性疾病的患者应注意在孕前进行治疗。

(3)可用可不用的药尽量少用,尤其在孕3个月以前。烟、酒、麻醉药均属药物范畴,对孕妇及胎儿同样有害。

(4)必须用药时,应根据美国药物和食品管理局颁布的药物对胎儿的危险性进行危害等级的分类表进行选择。

(5)如孕妇已用了某种可能致畸的药物,应根据用药剂量、时间及妊娠月份等因素综合考虑处理方案。

(6)中药或中成药一般可按药物说明书孕妇"慎用"或"禁用"执行。

第三章

分娩期护理

第一节 正常分娩的护理

1. 第一产程 从间歇 5~6 分钟的规律宫缩开始,到子宫颈口开全。初产妇需 11~12 小时,经产妇约需 6~8 小时。

(1)待产:凡正式临产、胎膜早破、孕 41 周均应送入产房。进入产房后所有产妇均行胎心监护。

(2)临产前准备:备皮,灌肠,如产前有出血(大于月经量),初产妇宫口开大 3cm 以上,经产妇宫口开大 2cm 以上,以及心功能Ⅱ级或以上的心脏病患者禁灌肠。

(3)活动及休息:临产后无异常,宫缩不强,胎膜未破,可在室内适量活动及进食营养丰富食物。宫口开大 4cm 以上,有胎膜早破,严重心脏病,妊娠期高血压疾病等,应卧床休息。

(4)止痛:初产妇宫口开大 1～3cm,精神紧张或疲劳可静脉推注安定 10mg 或肌注杜冷丁 100mg。或行硬膜外麻醉,解除疼痛。

(5)产程观察

1)每 30 分钟听胎心音 1 次,若胎心率 <120 次/分或 >160 次/分,应立即吸氧、胎心监护,通知医生。

2)潜伏期每 4 小时进行一次阴道检查,活跃期每 2 小时行一次阴道检查,或视宫缩情况而定,经产妇可随时检查。进行阴道检查时应用红笔标出,及时画产程图。

3)每 4 小时测量生命体征一次。各种检查结果随时记录。

(6)胎膜破裂:无论是自然或人工破膜,均应立即听胎心音,观察羊水性质,做全面记录。

(7)鼓励产妇进食:临产过程中应尽量鼓励产妇进餐,如果入量不够,产程偏长或呕吐者可适当输液。

(8)助产士鼓励产妇要按时排尿。避免膀胱充盈阻碍胎头下降。初产妇宫口扩张不足 4cm、经产妇不足 2cm 时,给予灌肠。但下列情况不能灌肠:阴道流血、破膜头浮、胎位异常、先兆早产、胎儿窘迫、剖宫产史、宫缩过强、有妊娠合并症等。

(9)注意产程异常情况,产程中出现以下情况,应及时报告上级医师。

1)产妇血压、脉搏、体温异常。

2)产程3~4小时无进展。

3)胎儿窘迫征兆:羊水黄绿,胎心率≥160次/分或≤120次/分,胎心监护有异常图形。

4)怀疑胎位异常。

5)阴道有异常出血。

6)宫缩过强、过频或不协调,子宫有压痛,产妇烦躁不安。

特别提示　总之,产程中对任何异常或不能肯定的检查结果均应报告上级医师,以及时处理。

2. 第二产程　从宫口开全到胎儿娩出。

(1)指导产妇屏气:可以进食高营养食品增加能量。

(2)加强产程观察:要求每10分钟听取胎心音一次,观察宫缩并做记录。有胎儿窘迫征象时报告上级医师,协助处理。

(3)异常处理:第一、二产程中宫缩过强、过频,如间隔≤2分,持续≥60秒,必要时肌注硫酸镁2.5~5g或静脉滴注4g。

(4)宫口开全1小时产程无进展,即行

阴道检查。

(5)接生准备。

(6)新生儿即刻处理:胎儿娩出后进行阿氏评分,做好复苏的准备,置于抢救台上保暖。

(7)加强宫缩,预防产后出血。

3. 第三产程　从胎儿娩出到胎盘娩出。需5~15分钟,不超过30分钟。

(1)协助娩出胎盘:不可暴力挤压子宫及强行牵拉脐带,以免子宫内翻及脐带断裂。

(2)胎盘脐带检查:检查胎盘胎膜是否完整,胎膜破口距胎盘边缘距离,测量胎盘大小、厚度、重量、脐带长度,以及仔细观察胎盘与脐带有否异常,必要时记录并画图表示。

(3)产后出血:注意收集、测量出血量并作记录。产后出血超过400ml,伴宫缩欠佳,可静点催产素,同时按摩子宫,促进宫缩,必要时输血。如仍出血不止应仔细检查出血原因。

(4)产后观察:在产房观察2小时,注意宫缩、出血量、血压及脉搏的变化,一切正常后方可送回产后病房。

(5)填写记录,接生者详细填写分娩记

录、分娩登记本。

（6）新生儿查体,填写新生儿记录。

4. 第四产程　胎盘娩出后2～4小时。

（1）胎盘娩出后15分钟,测量一次血压、脉搏、阴道出血量、子宫底高度及观察子宫收缩情况。发现异常通知医生处理,之后每隔1小时、2小时,再重复监测。

（2）注意观察产妇的生命体征、病情变化,如有异常通知医生及时处理。

（3）协助产妇饮水,督促排尿。

（4）重视产妇主诉,如有肛门压迫感或下坠感应考虑阴道血肿,通知医生及时处理。

第二节　异常分娩的护理

一、产道异常

（一）软产道异常

1. 外阴

（1）外阴静脉曲张:视外阴曲张静脉所在部位及严重程度,而决定是否可经阴道分娩,主要看侧切的部位。

（2）瘢痕狭窄:严重者须行剖宫产;轻度

狭窄者,可行会阴切开。

(3)水肿:可用 50% 硫酸镁湿热敷 20 分钟,2 次/日,注意外阴清洁。

(4)外阴尖锐湿疣:范围广泛且体积巨大的,以剖宫产为宜。

2. 阴道

(1)横膈:膈薄者多可行放射状切开待胎儿娩出后再将切缘修整缝合;膈厚而坚韧者,须行剖宫产。

(2)纵隔:阴道分娩时,可行纵隔切开术。

(3)肿瘤:较大囊肿可穿刺放液体;带蒂活动者,分娩前可切除。

3. 子宫肌瘤

(1)位于子宫下段或宫颈的肌瘤阻塞产道,以及肌瘤有红色变时,应考虑剖宫产。产后应行盆腔 B 超检查,随诊肌瘤的情况。

(2)卵巢肿瘤:早孕发现卵巢肿瘤合并妊娠,可于妊娠中期手术,术后给予安胎。肿瘤阻塞产道,应考虑剖宫产,同时可考虑肿瘤切除或挖除;若不阻塞产道可阴道分娩,产后行盆腔检查,注意肿瘤扭转或破裂。产后应随诊肿瘤情况。

(二)骨盆异常

1. 骨盆入口狭窄

(1)定义:入口前后径<10cm,骶耻外径≤18cm,对角径≤11.5cm为入口狭窄。

(2)处理:认真估计胎儿大小及头盆关系。绝对性骨盆入口狭窄,应行剖宫产;相对性入口狭窄,应根据胎儿大小、胎头位置、头颅的软硬度、产力与宫颈情况而定。即头位分娩评分<5分者,决定试产。

2. 骨盆出口狭窄

(1)定义:出口横径≤7.5cm,出口横径+后矢状径≤15cm,出口前后径<10cm为出口狭窄。

(2)处理:临产前对胎儿大小、头盆关系做认真估计,以决定分娩方式。出口横径与后矢状径之和<13.5cm,应剖宫产,否则可阴道分娩,须行会阴大侧切,并常规用产钳或者吸引器助产。

(三)头位难产

1. 持续性枕后位

(1)定义:凡正式临产后,经过充分试产,当分娩以任何方式结束时,不论在骨盆的哪一个平面上,只要其枕部仍位于母体骨盆后方,即称为持续性枕后位。

(2)诊断

1)漏斗型骨盆易出现枕后位。

2)产程图表现异常。

3)产妇提前出现向下屏气。

4)腹部检查:母体腹部2/3被胎儿肢体占据,胎背偏向母体的侧方或后方,胎心音于母体的外侧方或胎儿肢体侧最响亮。

5)肛查或阴道检查

特别提示

> 胎儿矢状缝在骨盆左或右斜径上,大囟门在骨盆前方,小囟门在骨盆后方,宫口开全阴道检查可根据胎儿耳郭的位置和方向诊断枕后位。

6)超声协助诊断。

(3)处理

1)第一产程:宫口开3cm以下疑枕后位或B超确定为枕后位者,可向同侧侧卧(即左枕后位者向左侧卧),争取自然纠正枕后位;宫口开大3~4cm时产程停滞,可考虑人工破膜;若产力欠佳,应排除头盆不称后静滴催产素;若有相对头盆不称、胎儿宫内窘迫、产程发展不顺利时,应考虑剖宫产。

2)第二产程:根据不同情况分别给予如下处理:①宫口开全仍为枕后位,合并宫缩乏力或胎儿宫内窘迫者,立即行剖宫产。②宫口开全1小时仍不能自然分娩者,行阴道检查,根据骨盆出口情况、胎儿大小、先露高低、胎心音情况,决定阴道助产或剖宫产。

2. 持续性枕横位

(1)定义:正式临产后,经过充分试产至分娩结束时不论胎头在骨盆的哪一个平面,只要胎头仍持续于枕横位,均称持续性枕横位。

(2)诊断

1)骨盆检查,凡扁平型及男型骨盆,应警惕发生持续性枕横位的可能性。

2)产程图多异常,大致与持续性枕后位相同。

3)腹部检查:母体腹部1/2被胎儿肢体占据,1/2为胎儿背部占据,胎心最响亮的部位比枕前位略偏向母体腹部外侧。

4)肛门检查或阴道检查:胎儿矢状缝在骨盆横径上。

5)超声协助诊断。

(3)处理:处理原则与持续性枕后位相同。若用胎头吸引器助产或产钳助产时,须将胎位纠正为枕前位,再行助产。

3. 面先露 当胎头极度仰伸,使枕部贴近胎背,以颜面为先露时,诊断为面先露。

(1)诊断:主要依靠肛门检查和阴道检查,肛门检查以与臀位鉴别。破膜后,阴道检查可直接触知胎儿口、鼻、颅骨和眼眶,得以确诊。B超检查亦可供参考。

(2)处理

1)颏前位:如无头盆不称,产力良好,经产妇可能自然分娩。有第二产程延长时,可用产钳助产。

2)颏后位时,部分颏后位可自然转成颏前位经阴道分娩。多数需行剖宫产。

(四)臀位

1. 诊断

(1)腹部检查:在宫底可摸及圆而硬的胎头,在耻骨联合上方可摸及软而宽的胎臀,胎心位置偏高。

(2)肛门检查或阴道检查:肛门检查觉盆腔内空虚,可摸及质软而形状不规则的胎臀或胎足,即可诊断为臀位。如肛门检查不能确诊,可做阴道检查,了解宫颈口的情况及有无脐带脱垂。如果胎膜已破,可直接摸及胎臀、外生殖器或胎足,并确定胎位及区分臀位的种类。

(3)超声检查:除可明确诊断臀位外,还可以除外胎儿畸形,及估计胎儿大小,协助决定分娩方式。

2. 处理

(1)妊娠期处理,妊娠 28 周后,大多数臀位可自然转成头位,如仍为臀位,自妊娠 30 周后应纠正胎位,方法如下。

1)胸膝卧位或反胸膝卧位,每天 1 ~ 2 次,每次 15 分钟。可于每次矫正前 30 分钟口服硫酸舒喘灵 2.4mg,排空膀胱。

2)艾灸至阴穴,每天 1 ~ 2 次,每次 15 分钟。

3)甩臀:按胎背方向行顺时针或逆时针旋转臀部,每日 3 次,每次 10 分钟。

4)新外倒转术。可在妊娠 32 ~ 36 周内进行。

特别提示　凡在妊娠期有头臀转动史者,妊娠 37 周后应做 NST 试验,并做 B 超检查除外脐带绕颈。

(2)分娩期处理:根据对臀位阴道分娩危险性的估计,决定分娩方式。

1)剖宫产:臀位剖宫产术指征。前次剖

宫史,难产史或婴儿分娩时损伤史;骨盆异常,估计胎儿体重 ≥ 3500g 或胎儿体重 <2500g;初产臀位超声诊断为足先露或膝先露。

> **特别提示**　臀位剖宫产取胎头时要小心,避免胎头损伤。

2)阴道分娩:①第一产程产妇应卧床休息,不灌肠,少行肛门或阴道检查,每30分钟听胎心音一次。胎膜破裂时,要立即听胎心音并做阴道检查。产程中加强胎心监护,一旦发现胎心有异常改变时,即做阴道检查,除外脐带脱垂。②第二产程中须进行连续胎心监护。根据产程进展、产力,骨盆情况,胎儿大小及臀位类型等因素决定臀位助产方式,并做好新生儿复苏准备。

二、产力异常

产力主要指子宫收缩力。子宫收缩失去了极性、节律性和对称性,其收缩强度或频率过强或过弱,为子宫收缩异常或产力异常。产力异常包括子宫收缩乏力和子宫收缩过强。子宫收缩乏力或子宫收缩过强又分为协调性和不协调性两种。

(一)子宫收缩乏力

1. 诊断

(1)协调性子宫收缩乏力:子宫收缩存在极性和对称性,但持续时间短而间隔时间长,且软弱无力,不能使宫颈口很好的扩张。

(2)不协调性子宫收缩乏力:子宫收缩缺乏极性和对称性。收缩间歇期子宫不能完全放松,产妇自觉宫缩强,疼痛重,却为无效宫缩,不能使宫颈扩张和胎先露下降。

(3)原发性子宫收缩乏力:往往于产程一开始即出现,多为不协调性,用药物亦不能纠正。

(4)继发性宫缩乏力:表现为临产早期宫缩正常,产程进展到一定程度时宫缩减弱,多为协调性宫缩乏力。

2. 处理 出现宫缩乏力时,首先应寻找病因,除外头盆不称和胎位异常。应对骨盆形态及其大小,胎位和胎儿大小,宫颈扩张程度等进行全面分析和重新估计。除外头盆不称和胎位异常时处理如下:

(1)宫口开大不足 3cm,胎膜未破,产妇一般情况好,可灌肠刺激宫缩。

(2)宫口开大 3~5cm,产妇有进食不足、紧张或劳累表现者,用杜冷丁 100mg 肌内注射或安定 10mg 静脉注射,待产妇休息 3～4小时,可望宫缩自然转强。

(3)宫口开大 4～5cm,胎膜未破时,可行人工破膜刺激宫缩,并注意羊水量及颜色。

(4)催产素静滴,当子宫收缩乏力时应用催产素静滴,目的在于加强子宫收缩,一般于人工破膜后 1～2 小时或杜冷丁或安定注射后 3～4 小时,宫缩仍不能自然转强者。

(5)处理不协调性子宫收缩力,强调调节和恢复子宫的极性和节律性,一般选用适量镇静剂如杜冷丁 100mg 和安定 10mg 肌注,使产妇充分休息后恢复子宫协调性收缩。

(6)子宫不协调性收缩乏力时,禁用催产素。宫缩乏力伴有胎儿窘迫时,应行剖宫产结束分娩。

(二)子宫收缩过强

1. 诊断

(1)协调性子宫收缩过强:子宫收缩的节律性与极性均正常,但宫缩过频,每 10 分钟内有 5 次或 5 次以上的宫缩,每次宫缩持续 50 秒以上,且收缩力很强。产妇多在短时间内结束分娩。

（2）强直性子宫收缩：子宫颈内口以上的子宫肌层均陷于强烈的痉挛收缩，宫缩间歇短或无间歇。子宫下段被动拉长，出现病理缩复环，可能发生子宫破裂。

2. 处理

（1）立即给产妇吸氧，进行胎心监护，宫缩过强如为静滴催产素引起，应立即停输。静滴或推注硫酸镁或皮下注射阿托品0.5mg。

（2）宫口开全时，及早消毒外阴，准备接生。

（3）产后仔细检查软产道裂伤情况。

（4）警惕产后出血。

（5）做好新生儿抢救准备，产后严密观察新生儿有无颅内出血征象。

（6）出现强直性子宫收缩时，应首先除外胎盘早剥。可紧急应用宫缩抑制剂以抑制宫缩。子宫收缩放松后胎儿情况好的可期待阴道分娩；宫缩不能放松，或胎儿宫内窘迫时，立即行剖宫产结束分娩。

三、试产

凡产妇存在某些相对的不利于阴道分娩的情况，但又希望阴道分娩时，准许在严密观察下等待产程进行一段时间,根据情况决定是否剖宫产。

1. 适应证

(1)过去剖宫产适应证已不存在,或有浆膜下肌瘤手术史,但手术瘢痕愈合良好,妊娠晚期无压痛,此次妊娠正常。

(2)轻度骨盆狭窄,没有明显头盆不称。

(3)高龄初产妇希望阴道分娩。

(4)初产头浮,无明显头盆不称。

2. 处理

(1)有子宫手术史者,妊娠 38~39 周入院待产,其他孕妇于先兆临产时入院。

(2)轻度骨盆狭窄及初产头浮者;入院后请上级医师核对骨盆,除外骨盆明显异常及盆腔肿物。

(3)认真估计胎儿体重,除外头盆不称。

(4)初产头浮产妇:于临产和产时均应进行胎心监护,注意脐带绕颈或肢体情况。

(5)自然或人工破膜时,应警惕脐带脱垂,听胎心,并行肛门检查,了解先露部下降情况,除外脐带脱垂。

(6)待产过程中,通知家属等候或待产前向家人讲清病情,试产失败即行剖宫产。

3. 试产　一般试产不超过 4~6 小时。

产程进展顺利,可继续待产至分娩。

(1)避免感染:尽量避免不必要的肛门或阴道检查。

特别提示

> 既往有剖宫产史行试产时,特别注意如下事项:孕期详细了解前次剖宫产手术指征、手术切口、宫口开大情况、新生儿体重、术后体温及伤口愈合情况。
>
> 每次产前检查及临产时均应检查子宫切口部位是否有压痛、凹陷。

(2)临产后注意观察有无血尿、伤口压痛、薄弱点等先兆子宫破裂现象。

(3)试产与否应由产前讨论决定,并向家属交代利弊,以及可能发生的问题,事先履行手术签字,以便一旦有异常及时施术。

(4)临产时配血备用。

(5)如试产成功,应缩短第二产程,应用产钳或胎头吸引器助产。

(6)第三产程后,如有异常情况,应更换无菌手套,手进宫腔检查子宫瘢痕是否有薄弱点或破裂,以便得到及时处理。

(7)如婴儿健康,再次剖宫时,应同时与

家属讲清楚绝育重要性,让其接受输卵管结扎术。

(8)如有两次剖宫产手术史,第三次妊娠分娩时不宜再试产。

第四章

分娩期并发症的护理

第一节　产后出血患者的护理

1. 定义　产后出血是指胎儿娩出后 2 小时内出血量 ≥ 400ml 或 24 小时内 ≥ 500ml。产后出血是分娩期严重合并症,是目前我国孕产妇死亡的首位原因。常见原因有子宫收缩乏力、胎盘因素、软产道裂伤等。

2. 诊断

(1)准确检测出血量:目前常用方法有如下几种。

1)称重法:按血液比重 1.05g 换算 1ml 计量。

2)容积法:使用产后专用的接血器,用量杯准确测量。

3)面积法:按事先测算过的血液浸湿的面积 10cm^2 为 10ml,15cm^2 为 15ml 计算。

（2）临床诊断及分类：根据病史、临床症状、体征及实验室检查，进行临床诊断及分类（表7）。

表7　产后出血临床诊断及分类

		子宫收缩乏力	胎盘因素	软产道裂伤
病史		产妇过度紧张、产前宫缩乏力、滞产、过多使用镇静剂及麻醉剂等	有多次刮宫、流产保胎史、有子宫内膜炎	急产、手术产、胎儿过大、产程过快、子宫瘢痕等
出血时间	胎儿娩出后	－	＋	＋
	胎盘娩出后	＋	＋	＋
出血特点		急性大量出血、迟缓性出血、隐性宫腔积血、暗红色血	暗红色血	持续性鲜红色血
体征	子宫收缩情况	弱,轮廓不清	不佳	好
	胎盘情况	完整	胎盘嵌顿、滞留、粘连、植入、残留	完整
	软产道损伤	无	无	常有会阴、阴道、宫颈损伤,阴道血肿,子宫损伤少见

3. 预防

(1)产前积极治疗贫血。

(2)有产后出血史,多胎、羊水过多、巨大儿、滞产、急产、严重贫血、妊娠期高血压疾病、产科感染、产前出血、子宫肌瘤、合并血液病、多次刮宫史的孕妇,须积极预防产后出血。

(3)临产须配血,做好输液及输血的准备。

(4)注意排空膀胱。

(5)自阴道娩出胎儿时不要过快,避免产妇用力过大,导致产道损伤。

(6)宫颈未开全,禁行胎头吸引器或产钳助产。

(7)正确处理好第三产程。

(8)做好产后出血抢救的各项准备工作。

4. 护理措施

(1)迅速了解产后出血原因,以便及时处理。

1)胎盘娩出前有大量阴道出血,须设法使胎盘及时娩出。

2)胎盘娩出后,立即检查胎盘的完整性、子宫收缩的情况、产道有无撕裂及血液凝固情况。

(2)输液及备血:出血活跃和量多者,及早开放静脉输液、备血。

(3)子宫收缩不好,引起产后出血,作如下处理。

1)迅速按摩子宫,以促进子宫收缩。

2)催产素10~20U立即静脉输入,给予米索前列醇、卡孕栓等口服、肛塞或塞入阴道后穹隆。

3)血压高者胎盘未娩出前,禁用麦角新碱。

4)膀胱充盈者,须立即导尿排空膀胱。

5)经双合诊按摩子宫,压迫子宫动脉、腹主动脉,仍出血时,应迅速考虑宫腔内填塞。

(4)胎盘滞留引起出血,有以下几种处理:

1)迅速娩出胎盘并检查是否完整,若不完整,应行刮宫术,清理宫腔。

2)由于胎盘嵌顿于宫颈口,可在全身麻醉下取出胎盘。

3)植入性胎盘,应迅速准备子宫切除,无活动性出血者,可予保守治疗。

(5)产道损伤引起的出血,应认真检查,仔细缝合。宫颈撕裂时,须注意有无后穹隆裂伤。尚须注意有无腹腔内出血。

(6)产后出血不凝,须立即行血小板、试管法凝血时间、纤维蛋白原含量、3P 试验等测定,同时找出出血不凝的原因。内科会诊,输新鲜血及考虑肝素的应用。

(7)各种治疗不能控制出血,须迅速考虑子宫切除。

(8)产后出血量多应尽量补足血容量,次日查血色素,如仍贫血者应服用补血药物。

(9)防感染给予抗生素预防感染。

(10)剖宫产后晚期产后出血,应考虑子宫切口裂开,不宜刮宫及填塞。应考虑剖腹探查,视情况决定子宫切除。

(11)阴道分娩超过 24 小时有产后大出血者应行产后刮宫,刮出物送病理,并化验血 HCG,以便考虑是否胎盘残留、副叶胎盘残留或其他问题。

(12)介入治疗。

5. 提供产后的心理支持

(1)产妇发生大出血虽然生命得以抢救,但由于大量出血,可出现席汉综合征,这是一种严重的继发性垂体前叶缺血坏死、功能减退的疾病,表现为各种激素水平下降的状态。

(2)产妇由于出血多、体力差、活动无耐力、生活不能自理等问题,因此在加强生活护理的同时,护士要尽量鼓励产妇说出自己的感受,及时地给产妇和家属提供心理安慰和帮助,可以通过加强营养和增加活动量等方法帮助产妇恢复身体健康。

(3)做好出院指导。指导产妇和家属加强营养和活动,继续观察子宫复旧及恶露情况,明确产后复查的时间、目的和意义等,使其能按时接受检查,以了解产后的恢复情况,及时发现问题,调整产后的指导方案,尽快恢复健康。

特别提示

产后出血抢救流程

(1)产后出血超过2:1:1寻找出血原因(2:1:1即接产时 ≥200ml,产后 2 小时内 ≥100ml,产后 2~24 小时失血 >100ml),正确估计出血量。

(2)判断出血原因后针对原因处理。

(3)注意测量 BP、P,计算休克指数,及时发现早期休克。

（4）及时建立静脉通道,保持循环通畅。

（5）立即配血,查血小板计数、PT 及 PTA、FIB、D - dimmer、出凝血时间,补液以晶体液为主(为丢失量的 3 倍),注意胶、晶比例适宜。

（6）疑有 DIC 者,在化验回报前可先予肝素 12.5~25mg 静滴。

（7）注意尿量,防治肾衰竭。

（8）注意无菌操作,给予广谱抗生素预防感染。

第二节　羊水栓塞患者的护理

羊水栓塞是指在分娩过程中,羊水进入母体血循环后引起的肺栓塞、休克、弥散性血管内凝血、肾衰竭或骤然死亡等一系列严重症状。为极其严重的分娩并发症,亦为造成孕产妇死亡的重要原因之一。发生在足月分娩者死亡率可高达 70%~80%。也可发生在中期引产者,但情况远较缓和,极少造成产妇死亡。

1. 发病诱因

(1)高龄孕妇、多产妇。

(2)宫缩过强,或急产,或催产素过度刺激。

(3)剖宫产术中、手术助产、中期妊娠钳刮、前置胎盘、胎盘早剥。

(4)胎膜早破或人工破膜。

(5)过期妊娠、巨大儿、死胎。

2. 病理生理机制　羊水进入母体血循环后,立即引起一系列复杂且严重的病理生理变化:肺动脉栓塞及肺高压,过敏性休克,弥散性血管内凝血(DIC)。

3. 临床表现

(1)第一阶段:主要是在产程中,或分娩前后短时间内,尤其在刚刚破膜不久,产妇突然发生寒战、呛咳、气急、烦躁不安、呕吐等前驱症状,继之出现咳嗽、呼吸困难、发绀、抽搐、昏迷、心率快、脉速而弱、血压下降,迅速至休克状态,如有肺水肿则咳粉红色泡沫样痰,发病急骤者,甚至惊叫一声后血压消失,于数分钟内迅速死亡。

(2)第二阶段:主要表现为凝血功能障碍,有出血倾向,可表现为产后大出血、血不凝、伤口及针眼出血,身体其他部位如皮肤、黏膜、胃肠或肾出血。尤其在胎儿娩出后发生的羊水栓塞,表现为宫腔出血、血不凝、休克,出血量与休克程度不符。

(3)第三阶段:主要表现为肾衰竭,由于羊水栓塞后发生的急性心功能衰竭、休克、低血容量、肾脏微血管栓塞、肾缺血,时间较长而引起肾组织损害所致,出现尿少、无尿和尿毒症征象。

4. 诊断

(1)主要根据临床表现做初步诊断,并立即进行抢救,边抢救边进行必须的辅助检查。

(2)辅助检查

1)与 DIC 有关的实验室检查:如纤维蛋白原、血小板、凝血酶原时间、3P 试验、FDP 等。

2)抽取下腔静脉血液:做血涂片找羊水中有形成分,能找到脂肪球、上皮细胞或毳毛,结合临床表现即可确定诊断。

3)胸部 X 线检查:90% 以上患者可出现肺部 X 线异常改变,可见双肺有弥漫性点片状浸润影,沿肺门周围分布,伴有右心扩大。床旁心电图提示右心房、右心室扩大。

5. 处理原则

(1)关键在于早期发现,根据患者各个

阶段的主要问题,迅速抢救生命。

(2)一旦出现羊水栓塞临床表现,应立即给予紧急处理。

(3)羊水栓塞发生后,原则上应先改善母体呼吸循环功能,纠正凝血功能障碍,待病情稳定后即应结束分娩。

1)第一产程发病,产妇血压、脉搏平稳后,胎儿不能立即娩出,应行剖宫产结束分娩。

2)如在第二产程发病,则可及时产钳助产娩出胎儿。

3)产后如有大量子宫出血,短时间内又不能控制住时,应在输新鲜血与应用止血药情况下切除子宫。术后腹腔应放置引流。

6. 预防

(1)严格掌握人工破膜指征,不做剥膜术,不在宫缩时破膜。

(2)掌握催产素应用的指征,要有能及时发现问题的医护人员专人看守,防止宫缩过强。

(3)严格掌握剖宫产指征。

特别提示

> 破水时应用纱垫保护好切口边缘,尤其在羊水Ⅲ度粪染时;尽量吸净羊水后再娩出胎儿。

(4)产程中宫缩过强,可用宫缩抑制剂硫酸镁减弱宫缩。

(5)中期用引产钳钳夹时,先破膜待羊水流净,再钳夹与使用缩宫素。

(6)对有诱发因素的产妇,应警惕羊水栓塞的发生。

(7)实实在在地做好第四产程的观察,及时发现与出血不相符合的休克。

6. 急救措施

(1)羊水栓塞抢救主要药品:DROP ~ CHHEBS。

D 多巴胺　R 酚妥拉明　　O 氧气

P 罂粟碱

C 西地兰　H 激素　　　HE 肝素

B 输血　S 碳酸氢钠

(2)抢救物品:常备不懈,随时可及,随时可用。成人气管插管、复苏囊;心电图机,静切包(包括静脉导管),有条件者备锁骨下静脉穿刺包及导管。

（3）急救管理

1）抢救组成员：要有危急重症抢救小组。

医院领导、后勤领导：负责交通，取血，接运抢救人员，转运患者。

药房人员：保证抢救用药供应。

检验人员，手术室麻醉人员：负责气管插管，心肺复苏。

内科医生：负责心电图，心肺功能监测。

外科医生：负责静脉切开或锁骨下静脉穿刺术。

放射科：做床旁胸片。

2）现场抢救人员的组织

总指挥：多由产科主任担任。

行动组：实施抢救医生、护士，执行主任的抢救措施。

监测组：记录人员，如实、及时做好抢救记录（病情、用药、抢救、会诊等），并定时监测做辅助诊断，向指挥汇报病情。

7. 转诊　在没有剖宫产、子宫全切手术条件的医院，在病情稍有改善时及早转院；加强对早期异常症状的警觉和识别，尽早转院。

（1）产前：按羊水栓塞抢救紧急处理，待血压上升后立即转院。

（2）产后：出血与休克不符合，应用宫缩剂不能改善出血状况，高度怀疑羊水栓塞，按羊水栓塞抢救，同时宫腔填塞纱布止血 2cm×8cm 共 4 层（要填紧、无菌），以减慢流出速度，争取转院时间，经以上处理，休克症状改善，立即转院。

（3）若此时转诊较危险，可呼唤上级医院协助处理。

（4）转院时注意事项

1）应及时向家属交待病情，与医护人员一同陪送。

2）书写好转院记录：产科病程发展过程、抢救过程、用药、临床检验情况。

3）携带：血压计、听诊器、氧气、抢救药品，胎心听诊器。

4）转诊中定时监测母亲的生命体征，并做好记录。

5）保持开放的静脉输液通道。

6）在早期转诊时：应备好抢救羊水栓塞的急救药品。

特别提示

抢救流程　凡产时、产后，产妇突然寒战、发绀、呼吸困难，应考虑到可能发生羊水栓塞，应立即组织抢救。抢救时抓住各个环节，针对主要矛盾,组织得力抢救,根据症状、体征边抢救,边做各项检查。

(1)急性休克期:抗过敏,抗休克,纠正缺氧,解除肺动脉高压。

1)疑有羊水栓塞时,立即开放大的静脉,必要时行静脉切开。

2)取血 10ml,查 PLT、PT,并配血。为明确诊断,必须取腔静脉或心腔血做血涂片找羊水有形成分(毳毛、脂肪球等)。

3)呼吸支持:立即面罩给氧,氧浓度 50% 以上,流速 5 ~ 10L/min,必要时气管插管、人工呼吸、正压给氧,并请麻醉师配合。

4)抗过敏:早应用。

5)缓解肺动脉高压。

6)抗休克,补充血容量:给予低分子右旋糖酐;中心静脉压监测入量,注意出量;防止血压过低;纠正酸中毒;纠正心力衰竭;纠正肾衰竭、肺水肿。

(2)出血期:针对 DIC,早期用肝素,改善及纠正凝血障碍。

特别提示

正常产褥的护理

1. 临床表现及常见问题

(1)生命体征:产后的体温多数在正常范围,有些产妇产后 24 小时内体温稍升高,但一般不超过 38℃,可能与产程中过度疲劳、产程延长或机体脱水有关。产后 3~4 天因乳房血管、淋巴管极度充盈,体温也可达37.8~39℃,称泌乳热,一般持续 4~16 小时后降至正常。

(2)子宫复旧:胎盘娩出后,宫底在脐下1 指,子宫圆而硬。产后第 1 天,因子宫颈口升至坐骨棘水平,使宫底稍上升至平脐,以后每天下降 1~2cm,至产后 10 天子宫降入骨盆腔内,在耻骨联合上方扪不到宫底。

(3)产后宫缩痛:产褥早期因宫缩引起下腹部阵发性剧烈疼痛称产后宫缩痛。子宫疼痛时呈强直性收缩,于产后 1~2 天出现,持续 2~3 天自然消失。多见于经产妇,哺乳时反射性缩宫素分泌增加可加重疼痛。

（4）恶露：产后随子宫蜕膜的脱落，血液、坏死的蜕膜组织经阴道排出称恶露。根据恶露的颜色及性状分为3种：

1）血性恶露：色鲜红，含大量的血液。量多，有时有小血块，有少量胎膜及坏死蜕膜组织。血性恶露出现在产后最初3～4天。

2）浆液性恶露：色淡红，含少量血液，有较多的坏死蜕膜组织、宫颈黏液、阴道排液，并有细菌。浆液性恶露出现于产后4天，持续约10天。

3）白色恶露：色泽较白，较稠，含大量白细胞、坏死蜕膜组织、表皮细胞和细菌。白色恶露出现于产后10天，持续约3周干净。

（5）会阴伤口：分娩时因会阴部撕裂或侧切缝合，于产后3天内可出现局部水肿、疼痛，拆线后症状自然消失。

（6）褥汗：产褥早期，皮肤排泄功能旺盛，排出大量的汗液，以夜间睡眠和初醒时尤为明显，于产后1周自行好转。

（7）排尿困难及便秘：产后2～3天内产妇往往多尿，并且容易发生排尿困难，特别是产后第1次小便，容易发生尿潴留及尿路感染。产妇因卧床休息、食物中缺乏维生素以及肠蠕动减弱，常发生便秘。

（8）乳房胀痛：产后哺乳延迟或没有及

时排空乳房,导致乳腺管不通而形成硬结,产妇出现乳房胀痛,触摸乳房时有坚硬感,并有明显触痛。

(9)乳头皲裂:初产妇因妊娠期乳房护理不良或哺乳方法不当,或过度在乳头上使用肥皂及干燥剂等,容易发生乳头皲裂。乳头皲裂时,表现为乳头红、裂开,有时有出血,哺乳时疼痛。

(10)体重减轻:产后由于胎儿、胎盘的娩出,羊水的流失及产时失血,产妇体重减轻6kg左右。产后第1周,因为子宫的复旧,恶露、汗液及尿液的大量排出,体重又下降4kg左右。

(11)疲乏:分娩过程的用力、不适,产后医务人员的频繁观察,护理新生儿及哺乳导致产妇睡眠不足,使得产妇在产后的最初几天感到疲乏,表现为精神不振、自理能力降低以及不愿亲近孩子。

(12)产后压抑:产妇在产后2~3天内发生轻度或中度的情绪反应称为产后压抑。主要表现为易哭、易激惹、忧虑、不安,有时喜怒无常,一般2~3天后自然消失,有时可持续达10天。产后压抑的发生可能与产妇体内的雌、孕激素水平的急剧下降、产后的心理压力及疲劳等因素有关。

2. 处理原则　为产妇提供支持和帮助，预防并发症发生。

3. 生理状态

（1）一般情况

1）体温：多在正常范围，体温一般不超过38°C。体温超过38°C应考虑感染的可能。

2）脉搏：每分钟60～70次。脉搏过快应考虑发热、产后出血引起休克的早期症状。

3）呼吸：每分钟14～16次。

4）血压：平稳，和产前一致，妊娠期高血压疾病孕妇产后血压恢复正常或明显降低。

5）宫缩痛：评估产妇反应程度。

6）口渴、疲劳：表现为口唇干裂、言语无力等。

（2）生殖系统

1）子宫：每日应在同一时间评估产妇的子宫底高度。评估前，嘱产妇排尿后平卧，双膝稍屈曲，腹部放松，解开会阴垫，注意遮挡及保暖。先按摩子宫使其收缩后，再测耻骨联合上缘至子宫底的距离。

> **特别提示** 正常子宫圆而硬,位于腹部中央。产后当天,子宫底平脐或脐下一横指,以后每天下降 1~2cm,产后 10 天在耻骨联合上方扪不到子宫底。

子宫质地软应考虑是否有产后宫缩乏力;子宫偏向一侧应考虑是否有膀胱充盈。子宫不能如期复原常提示异常。

2)会阴:阴道分娩者产后会阴有轻度水肿,一般在产后 2~3 天消退。若出现疼痛加重、局部红肿、硬结及分泌物应考虑会阴伤口感染。

3)恶露:每天应观察恶露的量、颜色及气味。常在按压子宫底的同时观察恶露的情况。

(3)排泄:产后应注意评估膀胱充盈及第 1 次排尿情况。因为充盈的膀胱可影响有效的子宫收缩,引起子宫收缩乏力,导致产后出血。第 1 次排尿后需评估尿量,如尿量少,应再次评估膀胱的充盈情况,预防尿潴留。因为产前接受了灌肠,产后卧床时间长,加之进食较少,产妇在产后 1~2 天多不排大便,但也要评估是否有产后便秘的症状。

（4）乳房

1）乳房的类型：评估有无乳头平坦、内陷。

2）乳汁的质和量：产后 7 天所分泌的乳汁为初乳。因初乳中含有 β - 胡萝卜素，呈淡黄色，含有较多的有形物质，故质稠。产后 3 天每次哺乳可吸出初乳 2～20ml，产后 7～14 天所分泌的乳汁为过渡乳。产后 14 天以后所分泌的乳汁为成熟乳，呈白色。如两次喂奶之间，婴儿满足、安静、体重增长理想，婴儿尿布 24 小时湿 6 次以上，大便每天几次，说明乳量充足。

3）乳房胀痛及乳头皲裂：产后 1～3 天若没有及时哺乳或排空乳房，产妇可有乳房胀痛。哺乳产妇尤其是初产妇在最初几天哺乳后容易出现乳头皲裂。

4. 心理状态

（1）产妇对分娩经历的感受：是舒适或痛苦，直接影响产后母亲角色的获得。

（2）产妇的自我形象：包括自己形体的恢复、孕期不适的恢复等，关系到是否接纳孩子。

（3）母亲的行为：评估母亲的行为是属

于适应性的还是不适应性的。母亲能满足孩子的需要并表现出喜悦,积极有效地锻炼身体,学习护理孩子的知识和技能为适应性行为。相反,母亲不愿接触孩子,不亲自喂养孩子,不护理孩子或表现出不悦、不愿交流、食欲差等为不适应性行为。

(4)对孩子行为的看法:评估母亲是否认为孩子吃得好、睡得好又少哭就是好孩子,因而自己是一个好母亲;而常哭、哺乳困难、常常需要换尿布的孩子是坏孩子,因而自己是一个坏母亲。母亲能正确理解孩子的行为将有利于建立良好的母子关系。

(5)家庭氛围:良好的家庭氛围,有助于家庭各成员角色的获得,有助于建立多种亲情关系。相反,各种冲突将不利于各种亲情关系的发展。

(6)影响因素:研究表明,产妇的年龄、健康状况、社会支持系统、经济状况、性格特征、文化背景等因素影响产妇的产后心理适应。

5. 辅助检查　产后常规体检,必要时进行血、尿常规检查,药物敏感试验等。如产后留置导尿管者需定期做尿常规检查,以了解有无泌尿道感染。

6. 母乳喂养产妇评估

(1)生理因素:产妇是否有影响母乳喂养的生理因素,如①严重的心脏病、肝炎的急性期;②营养不良;③会阴或腹部切口的疼痛;④使用某些药物,如麦角新碱、可待因、安定,巴比妥类等;⑤乳房的类型、有无乳房胀痛、乳头皲裂及乳腺炎。

(2)生理因素:产妇是否有影响母乳喂养的心理因素,如①异常的妊娠史;②不良的分娩体验,及产后的疲劳;③失眠或睡眠不佳;④自尊紊乱;⑤缺乏信心;⑥焦虑;⑦压抑。

(3)社会因素:评估产妇是否有影响母乳喂养的社会因素,如①得不到医护人员或丈夫及家人的关心;②工作负担过重或离家工作;③婚姻问题;④青少年母亲或单身母亲;⑤母婴分离;⑥知识缺乏(营养知识、喂养知识)。通过观察其喂养动作,判断是否掌握了喂养技能。如喂奶时可听见吞咽声,母亲有泌乳的感觉,喂奶前乳房丰满,喂奶后乳房较柔软。

7. 护理措施

(1)一般护理:提供一个舒适、安静的环境,室内应有良好的通风,使空气清新。保持床单的清洁、三齐、干净,指导产妇及时更换会阴垫、衣服。保证产妇有足够的营养和睡眠,护理活动应集中,避免打扰产妇的休息。

1)生命体征:每天测体温、脉搏、呼吸及血压2次,如体温超过38℃,应加强观察,查找原因,并向医生汇报。

2)饮食:产后1小时可让产妇进流食或清淡半流质饮食,以后可进普通饮食。食物应富含营养、足够热量和水分。若哺乳,应多进蛋白质和多吃汤汁食物,同时适当补充维生素。

3)大小便:保持大小便通畅。特别是产后4小时要鼓励产妇及时排尿,如出现排尿困难,应解除产妇怕排尿引起疼痛的顾虑,鼓励产妇坐起排尿,用热水熏洗外阴,用温开水冲尿道外口周围诱导排尿。下腹无伤口者可于腹正中放置热水袋,刺激膀胱肌收缩。也可用针灸方法促其排尿,必要时导尿。鼓励产妇早日下床活动及做产后操,多饮水,多吃蔬菜和含纤维素食物,以保持大便通畅。

4)活动:一般正常分娩者,产后24小时可下床活动,以增强血液循环,促进伤口愈合,增强食欲,预防下肢静脉血栓形成,促进康复。由于产妇产后盆底肌肉松弛,应避免负重劳动或蹲位活动,以防止子宫脱垂。

(2)子宫复旧护理

1)产后2小时内极易发生因子宫复旧不良导致的产后出血,故产后应在产室即刻、30分钟、1小时、2小时各观察1次子宫收缩、宫底高度,每次观察均应按压宫底,以免血块积压影响子宫收缩。

2)记录宫底高度、恶露的性质和量,更换会阴垫,以后每天在同一时间评估子宫复旧情况及恶露。

3)如发现异常及时排空膀胱、按摩子宫(子宫部位),按医嘱给予子宫收缩剂;如恶露有异味,常提示有感染的可能,配合医生做好血及组织培养标本的收集和检查。

(3)会阴护理

1)会阴每天2次用碘伏冲洗或擦洗。

特别提示

擦洗的原则为由上到下,从内到外,会阴切口单独擦洗,擦过肛门的棉球和镊子应弃之。

2)大便后,用水清洗会阴,保持会阴部清洁。会阴部有水肿者,可用50%硫酸镁湿热敷,产后24小时可用红外线照射外阴。会阴部有缝线者,应每天观察伤口周围有无渗血、血肿、红肿、硬结及分泌物,并嘱产妇向会阴伤口对侧卧。

3)小血肿者,24小时后可湿热敷或远红外线灯照射,大的血肿应配合医生切开处理。

4)切口疼痛剧烈或产妇有肛门坠胀感,应及时报告医生,以排除阴道壁及会阴部血肿。

5)如伤口感染,应提前拆线引流,并定时换药。

(4)乳房护理

1)一般护理:乳房应保持清洁、干燥,经常擦洗。分娩后第1次哺乳前,应将乳房、乳头用温香皂水及温开水洗净,以后每次哺乳前均用温开水擦洗乳房及乳头。注意切忌用酒精之类擦洗,以免引起局部皮肤干燥、皲裂。乳头处如有污垢应先用油脂浸软后再用温水洗净。每次哺乳前柔和地按摩乳房,刺激泌乳反射。哺乳时应让新生儿吸空乳房,如乳汁充足孩子吸不完时,应用吸乳器将剩余的乳汁吸出,以免乳汁淤积影响乳汁分泌,并预防乳腺管阻塞及两侧乳房大小不一等情况。如吸吮不成功,则指导产妇挤出乳汁喂养。哺乳期使用棉质乳罩,大小适中,避免过松或过紧。

2)平坦及凹陷乳头护理:有些产妇的乳头凹陷,一旦受到刺激乳头呈扁平或向内回缩,婴儿很难吸吮到奶头,可指导产妇做以下练习。

乳头伸展练习:将两拇示指平行放在乳头两侧,慢慢地由乳头向两侧外方拉开,牵拉乳晕皮肤及皮下组织,使乳头向外突出。接着将两拇示指分别放在乳头上侧和下侧,将乳头向上、向下纵行拉开(图15)。此练习重复多次,做满15分钟,每天2次。

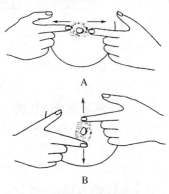

A

B

图15 乳头伸展练习

乳头牵拉练习:用一只手托乳房,另一只手的拇指和中、示指抓住乳头向外牵拉,重复10~20次,每天2次。

配置乳头罩:从妊娠 7 个月起佩戴,对乳头周围组织起到稳定作用。柔和的压力可使内陷的乳头外翻,乳头经中央小孔保持持续突起。

此外,可指导产妇改变多种喂奶的姿势和使用假乳套以利婴儿含住乳头,也可利用负压吸引的作用使乳头突出。在婴儿饥饿时可先吸吮平坦一侧,因此使婴儿吸吮力强,容易吸住乳头和大部分乳晕。

3)乳房胀痛护理:产后 3 天内,因淋巴和静脉充盈,乳腺管不畅,乳房逐渐胀实、变硬,触之疼痛,可有轻度发热。一般于产后 1 周乳腺管畅通后自然消失。也可用以下方法缓解:①尽早哺乳:于产后半小时内开始哺乳,促进乳汁畅流。②外敷乳房:哺乳前热敷乳房,可促使乳腺管畅通。在两次哺乳期间冷敷乳房,可减少充血、肿胀。③按摩乳房:哺乳前按摩乳房,方法为从乳房边缘向乳头中心按摩,可促进乳腺管通畅,减少疼痛。④佩戴乳罩:乳房肿胀时,产妇穿戴合适的具有支托性的乳罩,可减轻乳房充盈时坠痛感。

4)乳腺炎护理:当产妇乳房出现局部红、肿、热、痛时,或有痛性结节,提示患有乳腺炎。轻度时,在哺乳前湿热敷乳房 3~5 分钟,并按摩乳房,轻轻拍打和抖动乳房,哺乳时先喂患侧乳房,因饥饿时婴儿的吸吮力强,有利于吸通乳腺管。每次哺乳时应充分吸空乳汁,在哺乳时同时按摩患侧乳房。同时增加哺乳的次数,每次哺乳至少20分钟。哺乳后充分休息,饮食要清淡。

5)乳头皲裂护理:轻者可继续哺乳。哺乳时产妇取舒适的姿势,哺乳前先湿热敷乳房和乳头3～5分钟,同时按摩乳房,并挤出少量乳汁使乳晕变软容易被婴儿含吮。先在损伤轻的一侧乳房哺乳,以减轻对另一侧乳房的吸吮力。让乳头和大部分乳晕含吮在婴儿口中,增加哺乳的次数,缩短每次哺乳的时间。

特别提示

哺乳后,挤出少许乳汁涂在乳头和乳晕上,短暂暴露使乳头干燥,因乳汁具有抑菌作用,且含丰富蛋白质,能起到修复表皮的作用。疼痛严重者,可用吸乳器吸出乳汁喂给新生儿或用乳头罩间接哺乳。

6)催乳护理:对于出现乳汁分泌不足的产妇,应指导其正确的哺乳方法,按需哺乳、夜间哺乳,调节饮食,同时鼓励产妇树立信心。此外,可选用以下方法催乳:①中药涌泉散或通乳丹加减,用猪蹄 2 只炖烂吃肉喝汤。②针刺合谷、外关、少泽等穴位。

7)退奶护理:产妇因疾病或其他原因不能哺乳者,应尽早退奶。限进汤类饮食,不排空乳房,停止哺乳及挤奶,并束紧乳房。遵医嘱给予己烯雌酚退奶。此外,可用生麦芽 60 ~ 90g,水煎服,每日 1 剂,连服 3 ~ 5天,配合退奶。如乳房胀痛,用芒硝250g 分装于两个布袋内,敷于两侧乳房并包扎固定,湿硬后及时更换,直至乳房不胀为止。

8. 母乳喂养指导　母乳喂养有利于母婴的健康,是近年来国内外大力提倡的喂养婴儿的方法。因此,对于能够进行母乳喂养的产妇进行正确的喂养指导具有重要的意义。

(1)一般护理指导

1)营养:泌乳所需要的大量能量及新生儿生长发育需要的营养物质是通过产妇的饮食摄入来保证的。因此,产妇在产褥期及哺乳期所需要的能量和营养成分较未孕时高。产妇营养供给原则:①热量:每日应多摄取 2100kJ(500kcal),但总量不要超过8370 ~ 9620kJ/d(2000 ~ 2300kcal/d);②蛋白质:每天增加蛋白质 20g;③脂肪:控制食物中总的脂肪摄入量,保持脂肪提供的热量不超过总热量的 25%,每天胆固醇的摄入量应低于 300mg;④无机盐类:补充足够的钙、铁、锌、碘等必需的无机盐;⑤饮食中应有足够的蔬菜、水果及谷类;⑥锻炼:产妇营养过剩可造成产后肥胖,配合适当的锻炼以维持合理的体重。

2)休息:充足的休息对保证乳汁分泌是十分重要的。嘱产妇学会与婴儿同步休息,生活要有规律。

3)多关心、帮助产妇,使其精神愉快并树立信心。

(2)喂养方法指导:每次喂奶前产妇应用香皂洗净双手,用清水擦洗乳房和乳头,母亲及婴儿均取一个舒适坐位。如会阴伤口疼痛无法坐起哺乳,可取侧卧位,使母婴紧密相贴。

1)哺乳时间:原则是按需哺乳。一般产后半小时开始哺乳,此时乳房内乳量虽少,但通过新生儿吸吮动作可刺激乳汁分泌。产后 1 周内,是母体泌乳的过程,哺乳次数应频繁些,每 1 ~ 3 小时哺乳 1 次,开始每次吸吮时间 3 ~ 5 分钟,以后逐渐延长,但不要超过 15 ~ 20 分钟,以免使乳头皲裂而导致乳腺炎。

2)哺乳方法:哺乳时,先挤压乳晕周围组织,挤出少量乳汁以刺激婴儿吸吮,然后把乳头和大部分乳晕放在婴儿口中,用一只手托扶乳房,防止乳房堵住婴儿鼻孔。哺乳结束时,用示指轻轻向下按压婴儿下颊,避免在口腔负压情况下拉出乳头而引起局部疼痛或皮肤损伤。哺乳后,挤出少许乳汁涂在乳头和乳晕上。

特别提示

注意事项:①每次哺乳时都应该吸空一侧乳房后,再吸吮另一侧乳房;②每次哺乳后,应将婴儿抱起轻拍背部 1~2 分钟,排出胃内空气,以防吐奶;③哺乳后产妇佩戴合适棉制乳罩;④乳汁确实不足时,应及时补充按比例稀释的牛奶;⑤哺乳期以 10 个月至 1 年为宜。

(3)出院后喂养指导:强调母乳喂养的重要性,评估产妇母乳喂养知识和技能,对有关知识缺乏的产妇及时进行宣教;保证合理的睡眠和休息,保持精神愉快并注意乳房的卫生,特别是哺乳母亲上班期间应注意摄取足够的水分和营养;上班的母亲可于上班前挤出乳汁存放于冰箱内,婴儿需要时由他人哺喂,下班后及节假日坚持自己喂养;告知产妇及家属如遇到喂养问题时可选用的咨询方法(医院的热线电话,保健人员、社区支持组织的具体联系方法和人员等)。

9. 促进适应

(1)促进精神放松:产妇分娩后,应提供一个舒适、温暖的环境进行休息。当产妇诉说分娩经历或不快时,要耐心倾听,对提出的问题给予积极、热情地回答。了解产妇对孩子及新家庭的想法。尊重风俗习惯,提供正确的产褥生活方式。

(2)母婴同室:在产妇获得充分休息的基础上,让产妇多抱孩子,使产妇更多地接触自己的孩子,逐渐参与护理孩子的日常生活中,培养母子感情。

(3)提供帮助:产后 3 天内,应主动为产妇及孩子提供日常生活护理,以避免产妇劳累。同时指导和鼓励丈夫及家人参与新生儿的护理活动,培养新家庭的观念。

(4)提供知识:提供自我护理及新生儿护理知识。给予产妇自我护理指导,如饮食、休息、活动的指导,常见问题如褥汗、乳房胀痛、宫缩痛等处理方法,减少产妇的困惑及无助感;提供新生儿喂养、沐浴指导,给予新生儿不适及常见问题的观察指导。

10. 健康指导

(1)一般指导:产妇居室应清洁通风,合理饮食保证充足的营养。注意休息,合理安排家务及婴儿护理,注意个人卫生和会阴部清洁,保持良好的心境,适应新的家庭生活方式。

(2)适当活动:经阴道分娩的产妇,产后6~12小时内即可起床轻微活动,于产后第2天可在室内随意走动。行会阴侧切或行剖宫产的产妇,可适当推迟活动时间。产后2周时开始做膝胸卧位,可预防或纠正子宫后倾。

(3)产褥期保健操:可促进腹壁、盆底肌肉张力的恢复,避免腹壁皮肤过度松弛,预防尿失禁、膀胱直肠膨出及子宫脱垂。

特别提示

根据产妇的情况,运动量由小到大,由弱到强循序渐进练习。一般在产后第2天开始,每1~2天增加1节,每节做8~16次。出院后继续做好保健操直至产后6周。

第 1 节:仰卧,深吸气,收腹部,然后呼气。

第 2 节:仰卧,两臂直放于身旁,进行缩肛与放松动作。

第 3 节:仰卧,两臂直放于身旁,双腿轮流上举和并举,与身体呈直角。

第 4 节:仰卧,腿放松,分开稍屈,脚底放在床上,尽力抬高臀部及背部。

第 5 节:仰卧坐起。

第 6 节:跪姿,双膝分开,肩肘垂直,双手平放床上,腰部进行左右旋转动作。

第 7 节:全身运动,跪姿,双臂支撑在床上,左右腿交替向背后高举。

(4)计划生育指导:产后 42 天之内禁止性生活。根据产后检查情况,恢复正常性生活,并指导产妇选择适当的避孕措施,一般哺乳者宜选用工具避孕,不哺乳者可选用药物避孕。

(5)产后检查:包括产后访视及产后健康检查。

1)产后访视:由社区医疗保健人员在产妇出院后 3 天内、产后 14 天、产后 28 天分别做 3 次产后访视,内容包括①了解产妇饮食、睡眠及大小便情况;②观察子宫复旧及恶露;③检查乳房,了解哺乳情况;④观察会阴伤口或剖宫产腹部伤口情况,发现异常给予及时指导。通过访视可了解产妇及新生儿健康状况。

2)产后健康检查:告知产妇于产后 42 天带孩子一起来医院进行一次全面检查,以了解产妇全身情况,特别是生殖器官的恢复情况及新生儿发育情况。产后健康检查包括全身检查和妇科检查。全身检查主要是测血压、脉搏,查血、尿常规等;妇科检查主要了解盆腔内生殖器是否已恢复至非孕状态。

第六章

异常产褥的护理

第一节 泌尿系统感染患者的护理

产后有 2%～4% 的产妇会发生泌尿系统感染,引起感染的病原体绝大部分为革兰阴性杆菌,以大肠杆菌为多见,其他有变形杆菌、产气杆菌和葡萄球菌等。感染途径主要为上行性感染,即细菌从尿道外口侵入,首先感染膀胱,随后再沿输尿管上行感染肾盂、肾盏。

1. 病因

(1)女性尿道短、直,尿道口与肛门靠近,产后机体抵抗力低,容易造成上行感染引起膀胱炎、肾盂肾炎。

(2)分娩过程中,膀胱受压引起黏膜充血、水肿、挫伤,容易发生膀胱炎。

(3)分娩过程中安插尿管或过多的阴道

检查、无菌技术执行不彻底,可引起细菌侵入造成感染。

(4)分娩时膀胱受压迫导致膀胱肌失去收缩力,不能将膀胱内的尿液完全排出,导致尿潴留而引起膀胱炎。

(5)产后尿道和膀胱张力降低,对充盈不敏感,或因会阴部伤口疼痛使产妇不敢排尿,造成尿潴留而引起细菌感染。

2. 临床表现

(1)膀胱炎症状:多在产后 2 ~ 3 天出现,患者表现有尿频、尿急、尿痛,排尿时有烧灼感或排尿困难;也有表现为尿潴留或膀胱部位压痛或下腹部胀痛不适;也可伴有低热,但通常没有全身症状。

(2)肾盂肾炎感染:多由下泌尿道上行所致,较常发生在右侧,也可能两侧均受累,患者症状通常发生在产后第 2、3 天,也可发生在产后第 3 周,表现为单侧或双侧腰部疼痛、高热、寒战、恶心、呕吐、周身酸痛等,同时伴有尿频、尿急、尿痛、排尿未尽感及膀胱刺激症状。

3. 处理原则 及时有效抗感染并保证液体入量。

4. 护理评估

(1)病史:首先要评估患者过去是否有

泌尿系统感染的病史,本次分娩情况,如是否有产程过长、排尿困难、手术助产、安放尿管的经历;并了解产后第一次自解小便时间、尿量、膀胱功能恢复情况。

(2)身心状况:评估患者产后出现泌尿系统感染的症状,是否有尿频、尿急、尿痛及尿潴留等;是局限于下泌尿道膀胱炎,还是已经上行感染发生肾盂肾炎。要了解患者体温、排尿形态的改变及全身症状。

(3)诊断检查

1)体格检查:膀胱炎患者可有轻度发热,体温 37.8 ~ 38.3℃,表现膀胱部位的压痛;肾盂肾炎患者有高热,体温常达 40℃,并表现为单侧或双侧的肾区叩痛阳性。

2)实验室检查:尿常规检查可见脓细胞、白细胞、红细胞;可有蛋白尿、管型尿;中段尿培养细菌数≥10^5/ml。做血尿素氮及肌酐检查,以确定肾功能有无受损。

5. 护理措施

(1)一般护理

1)仔细评估:产妇产后子宫底的高度、恶露量,并识别尿潴留的临床表现。采取各种方法使产妇自解小便,例如提供排尿所需要的环境,协助产妇如厕,用温水冲洗会阴,加压于耻骨联合上方、听流水声或针灸疗法等。

2)指导产妇注意会阴部的清洁,每次便后冲洗会阴部,以防逆行感染。

3)急性感染期患者应卧床休息,摄取营养丰富、易消化、少刺激的食物。

4)产妇多饮水,每日需饮水 3000 ~ 4000ml,达到膀胱自身冲洗的目的。

(2)执行医嘱:按医嘱给予敏感有效的抗生素,症状减轻后仍需持续用药,直至感染症状完全消除,须复查尿常规,必要时行尿培养直至确定无菌为止;预防转为慢性病例。按医嘱必要时使用抗痉挛药和止痛药,以缓解患者不适,对发热及其他症状予对症护理。

(3)健康教育:指导产妇养成定时排尿的习惯,保证摄入充足的液体量。

特别提示　　督促产妇每 4 小时 1 次定时排空膀胱,有助于去除感染尿液,避免膀胱过度膨胀,有利于恢复正常排尿的功能。

给予患者健康教育和出院指导,减少泌尿系统感染的复发。

6. 护理评价

(1)出院时,患者恢复正常排尿功能。

(2)出院时,患者尿液检查和细菌培养阴性。

(3)患者出院后能进行自我护理,并能定期复查。

第二节 产后心理障碍患者的护理

1. 定义 产后心理障碍是指产妇产后发生的产后沮丧及产后抑郁。

2. 病因

(1)分娩因素:产时、产后的并发症、难产、滞产、手术产等均给产妇带来紧张与恐惧,导致生理和心理上的应激增强,容易造成心理不平衡。

(2)心理因素:最主要的是产妇的个性特征,敏感(神经质)、情绪不稳定、社交能力不佳、性格内向等个性特点导致情绪紊乱、抑郁、焦虑、人际关系敏感,形成心理障碍。

(3)内分泌因素:临产前胎盘类固醇的释放达最高值,分娩后胎盘类固醇分泌突然减少,胎盘分泌的绒毛膜促性腺激素

（HCG）、胎盘生乳素（HPL）、孕激素、雌激素含量急剧下降，以及雌、孕激素的不平衡在产后心理障碍的发生上均起着一定的作用。

（4）社会因素：孕期发生不良生活事件越多，患产后心理障碍的可能性越大，如失业、夫妻分离、亲人病丧、家庭不和睦、家庭经济条件差、居住环境低劣、缺少家庭和社会的支持与帮助，特别是缺乏来自丈夫与长辈的帮助，均是产后心理障碍发生的危险因素。

（5）遗传因素：是产后心理障碍的潜在因素，有精神病家族史特别是有家族抑郁症病史的产妇，产后心理障碍的发病率高。

3. 临床表现

（1）产后沮丧：产后沮丧也就是短暂的抑郁，产妇主要表现为情绪不稳定、易哭、情绪低落、感觉孤独、焦虑、疲劳、易忘、失眠等。这种状态可持续数小时、数天至2~3周，可发生在产后任何时间，但通常在产后3~4天出现，产后5~14天为高峰期。

（2）产后抑郁：产后抑郁是一组非精神病性的抑郁综合征。一般发生在分娩后的2周，其症状比产后沮丧持续时间长，可持续数周至一年，少数患者可持续一年以上。患者表现为疲劳、注意力不集中、失眠、乏力、对事物缺乏兴趣、有社会退缩行为、常失去生活自理及照料婴儿的能力、自责、自罪、担心自己或婴儿受到伤害,重者可有伤害婴儿或自我伤害的行为。

4. 处理原则　评估病情,识别诱因,缓解压力,对症处理。

5. 预期目标

(1)产妇的情绪稳定,能配合护理人员与家人采取有效应对措施。

(2)产妇能进入母亲角色,能关心爱护婴儿。

(3)产妇的生理、心理行为正常。

6. 护理措施

(1)倾听产妇诉说心理问题,做好产妇心理疏通工作。解除不良的社会－心理因素,减轻其心理负担和躯体症状。

(2)对于有不良情绪的产妇,给予相应的心理指导,减少或避免精神刺激,减轻生活中的应激性压力。

(3)协助并促进产妇适应母亲角色,指导产妇与婴儿进行交流、接触,为婴儿提供照顾,培养产妇的自信心。

(4)对于有焦虑症状、及存在抑郁症高

危因素的产妇应给予足够的重视,包括积极发挥社会支持系统的作用,改善家庭关系,改善家庭生活环境等。

(5)高度警惕产妇伤害性的行为,注意安全保护,重症患者需要请心理医师或精神科医师给予治疗。

(6)做好出院指导与家庭随访工作,为产妇提供心理咨询机会。

第七章

产科检查及操作护理技术

第一节　产科检查及护理

一、产前唐氏筛查

遵循知情同意、尊重自主选择的原则。医务人员应向当事人说明筛查的目的、方法、局限性、不确定性、有无危害、后续可能实施的产前诊断方法等。

产前血液生化筛查是一种无创伤的检查，即根据孕周选择测定母血中的 hAFP、β – HCG 指标，结合孕妇的年龄、体重、孕周等进行综合风险评估，得出胎儿罹患 21 – 三体、18 – 三体和神经管缺陷的风险度，并不是确诊试验。

鉴于当今医学技术水平的限制和患者个体差异或有些已知和无法预知的原因，即使在医务人员已经认真履行工作职责和严格执行操作规程的情况下，该项检查仍然有局限性,即筛查低危的报告,只表明胎儿发生该种先天异常的机会很低,并不能完全排除这种异常或其他异常的可能性。筛查结果如为高危,则需要进一步检查以明确诊断。

特别提示

> 唐氏筛查流程
>
> (1)孕中期(14~22周)空腹取血做唐氏筛查。
>
> (2)准确核对抽血当日孕周及体重。
>
> (3)检查结果分为唐氏低危或唐氏高危。
>
> (4)唐氏低危:继续产前保健。
>
> (5)唐氏高危:知情选择羊水穿刺检查,进一步明确诊断。

二、羊膜腔穿刺

1. 定义　是最常用的侵袭性产前诊断技术。主要用于有医学指征的妊娠16~22周的产前诊断。

2. 适用范围　主要用于染色体病的产前诊断,也可进行DNA突变分析以诊断单基因病,以及生化测定诊断遗传代谢病。

3. 指征

(1)高龄孕妇(≥35 岁)。

(2)血清生化指标筛查高危的孕妇(唐氏高危)。

(3)曾生育过染色体异常儿或神经管畸形儿的孕妇。

(4)夫妇之一是染色体平衡易位携带者或倒位者。

(5)B 超检查发现胎儿异常的孕妇。

(6)有不明原因自然流产史、畸胎史、死胎或新生儿死亡的孕妇。

(7)有脆性 X 综合征家族史的孕妇。

(8)夫妇之一为某种单基因病患者,或曾生育过某一单基因病患儿的孕妇。

三、脐血穿刺术

经母腹抽取胎儿静脉血,可在 B 超引导下于妊娠中晚期(妊娠 17 ~ 32 周)进行。脐血可做染色体或血液学各种检查,亦可用于因羊水细胞培养失败、DNA 分析无法诊断而能用胎儿血浆或血细胞进行生化检测的疾病,或在错过绒毛和羊水取样时机下进行。

第二节 产科手术及护理

一、阴道检查

1. 操作步骤

(1)排空膀胱。

(2)取膀胱截石位。

(3)助产士常规消毒外阴。

(4)带消毒手套,碘伏冲去手套上滑石粉,用棉块覆盖肛门。

(5)检查内容:包括骨盆内测量,宫颈条件,有无宫颈水肿,是否破膜,羊水状况,胎先露及胎方位。若为头位,描述颅骨顶骨到达骨盆位置,有无产瘤,颅骨重叠和头颅变形程度。

2. 适应证

(1)引产前。

(2)产程中了解进展,潜伏期 4 小时阴道检查一次,活跃期 2 小时阴道检查一次。

(3)产程进展不满意,包括潜伏期延长、活跃期停滞或延长、宫口开全 1 小时胎先露下降不满意。

(4)破膜加强宫缩或了解羊水性状。

（5）阴道助产前。

二、人工破膜

1. 操作步骤

（1）引产当日晨行灌肠,备皮。

（2）阴道检查:了解宫颈条件,按 Bishop 评分描写记录。

（3）消毒外阴(按接生要求)后,医生严格刷手,带无菌手套检查阴道,了解骨盆各径线是否够大,宫颈条件,胎头高低等。然后另换一副无菌手套,手指进入宫颈管,扩张宫颈至最大限度。用血管钳或长针头在手指引导下刺破胎膜,待羊水流出后,胎头压迫在宫颈上,手即从阴道撤出。会阴置消毒垫。

（4）破膜后立即听胎心,观察羊水的量、色、性状,并做详细记录。破膜后观察宫缩1~2小时。

2. 适应证　多用于羊水过多、胎盘早期剥离、前置胎盘(胎头已定)过期妊娠、羊水过少、有合并症需终止妊娠而宫颈条件成熟者。

3. 注意事项

（1）羊水过多者,在破膜时宜用长针头

高位穿破胎膜,使羊水缓慢流出,以防羊水流出过急引起脐带脱垂及胎盘早剥。

(2)对于边缘性前置胎盘,破膜时应注意分辨是囊样感或海绵样感,在囊样感部位破膜,避免分离胎盘引起出血。

(3)破膜后立即听胎心,观察羊水的量、色、性状,并做详细记录。破膜后观察宫缩1~2小时。

(4)一般破膜后数小时即可引起宫缩。破膜后1~2小时未临产可加用催产素静滴引产;如超过12小时仍未分娩者,要给予抗生素控制感染。

(5)妊娠过期引产者,引产前先做阴道检查,进行 Bishop 评分,如宫颈 Bishop 评分在6~7分以上者,则先人工破膜;如宫颈条件不成熟则宜人工破膜。

(6)破膜应在宫缩间歇期进行。

三、催产素静滴引产术

1. 操作步骤

(1)将催产素 2.5U 加入林格液 500ml 中,配成1:2000 的催产素静脉滴注。

> **特别提示**
>
> 从每分钟 8 滴开始,以后根据宫缩情况进行调整,每次增加 4 滴,直至调到规律宫缩(宫缩间隔 2~3 分钟,持续 30~40 秒)。
>
> 滴速不得超过 40 滴/分。

(2)个别不敏感者,滴速达 40 滴/分时仍不能引起规律宫缩,可改成 1:1000 的催产素静脉滴注。调整浓度后,再从 4 滴/分开始重新调宫缩。

(3)在滴注过程中,必须有专人观察子宫收缩情况,避免引起强直宫缩。

(4)宫缩调好后在病历上记录浓度、滴速、宫缩的情况。行胎心监护。

2. 适应证

(1)母体方面

1)妊娠期高血压疾病:轻度、重度先兆子痫胎儿已成熟,或重度先兆子痫经保守治疗效果不明显或病情恶化,子痫控制后无产兆,并具备阴道分娩条件。

2)延期或过期妊娠:妊娠达 41 周以上,生化或生物物理监测指标提示胎儿胎盘功能不良。

3)胎膜早破:胎儿已成熟,12小时未自然临产者。

4)各种妊娠合并症需提前终止妊娠。

5)绒毛膜羊膜炎:继续妊娠可能造成胎儿宫内感染。

(2)胎儿方面

1)宫内环境不良:如胎儿生长受限,母儿血型不合,羊水过少。

2)死胎及胎儿严重畸形。

3. 禁忌证

(1)绝对禁忌证

1)绝对或相对的头盆不称。

2)子宫手术史:包括古典式剖宫产,子宫整形术,子宫肌瘤剔除术手术透过内膜进入腹腔,子宫穿孔修补术史。

3)前置胎盘(尤其是中央性前置胎盘)或前置血管。

4)胎位异常不能经阴道分娩者。

5)脐先露或脐带隐性脱垂。

6)胎儿不能耐受阴道分娩负荷(严重胎儿胎盘功能不良)。

7)孕妇不能耐受阴道分娩负荷如心功能衰竭、重型肝肾疾患、重度子痫前期并发脏器损害。

8)软产道异常,产道阻塞。

9)宫颈浸润癌。

10)某些生殖感染性疾病(未控制的HIV感染,疱疹感染活动期)。

11)骨盆异常。

(2)相对禁忌证

1)子宫下段剖宫产史。

2)臀位。

3)羊水过多。

4)双胎及多胎妊娠。

5)经产妇分娩次数≥5次者。

6)孕妇心脏病或重度高血压。

4. 注意事项

(1)静滴缩宫素的过程中,要专人护理,严格记录,并严密观察宫缩强度、频率、持续时间、胎心变化,必要时行胎心监护,破膜后要观察羊水量和有无羊水胎粪污染及程度。

(2)警惕过敏反应。

(3)禁止肌内、皮下穴位注射及鼻黏膜用药。

(4)潜伏期延长,宫口开大2~3cm,发现需用缩宫素时,首先行人工破膜,根据情况观察1~2小时,再决定是否静滴催产素。

(5)应用缩宫素时,可用胎儿监护对宫

缩及胎心变化进行监测,如已破膜应同时观察羊水性状。

(6)引产失败:缩宫素引产成功率与宫颈成熟度、孕周、胎先露高低有关,如连续使用2~3天仍无效,应该用其他方法引产。

四、胎盘娩出

1. 适应证 观察胎盘拨露的征象。

(1)子宫体变硬,宫底上升。

(2)阴道外露的一段脐带自行延长。

(3)阴道少量流血。

(4)经耻骨联合上方轻压子宫下段时宫底上升,而外露的脐带不再回缩。

2. 帮助娩出胎盘

(1)当确认胎盘已完全剥离时,台下助手于宫缩时左手按住子宫底,应轻柔按压。

(2)此时接产者右手轻拉脐带,协助娩出胎盘,当胎盘娩至阴道口时,接产者用双手捧住胎盘,向一个方向旋转并缓慢向外牵拉,协助胎膜完整剥离排出。

(3)若发现胎膜部分断裂,可用血管钳夹住断裂上端的胎膜,继续向原方向旋转至完全排出。

特别提示

（1）接生者不能在胎盘尚未完全剥离之前，用手按揉、下压宫底或牵拉脐带，以免引起胎盘部分剥离出血或拉断脐带，甚至造成子宫内翻。

（2）胎盘娩出后即应检查胎盘胎膜是否完整，有异常时及时报告医师处理。

3. 检查胎盘、胎膜　将胎盘平铺，母体面向上，以纱布拭去血迹，检查胎盘大小、形状、厚薄、颜色、有无钙化、胎盘小叶是否完整、有无副胎盘，然后将脐带提起，检查胎膜是否完整，胎盘边缘有无断裂血管，以便及时发现副胎盘。

4. 检查软产道　胎盘娩出后，应仔细检查会阴、大小阴唇、尿道口周围、阴道及子宫颈有无裂伤，如有裂伤，立即缝合。

五、会阴切开缝合术

1. 目的　避免因会阴条件差造成的分娩阻滞，以及自然分娩或手术产所引起的严重会阴损伤。

2. 分类

（1）会阴侧切及缝合术。

（2）会阴正中切开及缝合术。

3. 会阴侧切及缝合术适应证

（1）初产妇需用产钳、胎头吸引术及足月臀助产，经产妇根据会阴、阴道松紧情况酌情而定。

（2）会阴体过长、过紧、过短、胎儿较大。

（3）第二产程延长或胎儿窘迫。

（4）早产或过期妊娠。

（5）产母有合并症需缩短第二产程者，如妊娠期高血压疾病、慢性高血压、心脏病等。

4. 麻醉　多用阴部神经阻滞加局部浸润麻醉。

5. 步骤

（1）取膀胱截石位，用碘伏、酒精消毒皮肤。

（2）用1%利多卡因在准备切开的坐骨结节与肛门之间皮内注射形成皮丘，一只手指在阴道内触及坐骨棘做为定点，另一只手持长针的注射器将针头以水平位向坐骨棘处深刺至针尖达坐骨棘内下1cm处，抽无回血后，注入药物10～15ml以阻滞阴部神经，抽回长针头至皮下,在准备切开侧的大小阴唇做扇形皮下注射,注入药液 10～15ml。

如做正中切,则在会阴后联合处进针,注射药液于局部皮下,需防止刺入直肠。

(3)当宫缩时,左手中、示指伸入阴道内,撑在左侧阴道壁处起引导与保护胎儿先露作用。用会阴切开剪刀(或钝头直剪刀)自会阴后联合中线向左侧 45°方向剪开会阴。但如会阴高度膨隆时,剪开角度应为 60°～70°以免损伤直肠。切开长度一般为 4～5cm。如行产钳术或胎头过大、枕后位等可适当增大切口。

特别提示 应注意阴道黏膜与皮肤切口长度一致。因为阴道黏膜下静脉丛丰富,球海绵体肌及部分提肛肌被切断,所以会阴切开后出血较多,应立即用纱布压迫止血。

(4)缝合伤口:在胎盘娩出后,用带尾纱布填入阴道内,以免宫腔血液下流影响视野。注意缝毕后立即取出。

1)缝合阴道黏膜,以左手中、示指撑开阴道壁,暴露整个阴道黏膜切口,检查有无其他阴道裂伤,原切口有无向上深部延长。

用 2/0 肠线从切口顶端稍上 0.5cm 处开始连续缝合,一直缝到阴道口齐处女膜,缝至皮肤黏膜交界处打结,剪断肠线。

2)同 2/0 肠线间断缝合肌层达到止血和关闭死腔的目的,注意进针点与出针点对称,以便恢复原解剖关系。

3)用同号肠线间断缝合皮下脂肪组织。

4)用 3/0 号丝线间断缝合皮肤并对合表皮。注意缝线不宜过紧,以免组织水肿后缝线嵌入组织。

5)缝合后如数取出阴道内带尾纱布,检查有无纱布遗留阴道内,并做肛查以排除肠线穿过直肠黏膜。

6)也可用皮内缝合线做皮内缝合。

特别提示

> **会阴正中切开及缝合术**
>
> 1. 部位 沿会阴后联合中间垂直切开,长 2.5~3cm,注意不要损伤肛门括约肌。
>
> 2. 注意事项 缝合方法同上,也应注意不要穿过直肠黏膜。

第三篇
新生儿护理

母婴同室护理常规

(1)保持病室清洁、整齐、空气新鲜,定时通风、消毒。

(2)热情接待新入院产妇,护士进行自我介绍,便于患者及家属得到及时帮助。

(3)介绍环境,发给护理用品并指导如何使用。

(4)产妇入室后即刻让母亲与婴儿早接触、早吸吮、早开奶,保证按需哺乳,增加乳汁分泌。

(5)按时巡视病房,观察母婴情况并做记录,发现异常情况及时报告医生。

(6)母亲及婴儿因治疗或沐浴分开时间不得超过 1 小时,以利于母子感情。

(7)做好心理护理、健康咨询,使产妇建立母乳喂养的信心。

(8)在住院期间,护士随时指导产妇母乳喂养,解决母乳喂养中存在的问题,使产妇掌握母乳喂养的技巧及新生儿护理技巧。

(9)每位产妇只允许一位家属陪住,限制家属的探视及陪住人数,谢绝患病家属探视,避免交叉感染。

(10)产妇出院前向患者及家属做好出

院指导,告知产后复查时间、随访组织及母乳喂养热线。

母乳喂养护理常规

(1)产妇入病室后即刻开奶,并按需哺乳,促进乳汁分泌。

(2)进行母乳喂养知识的宣教,解决母乳喂养中存在的问题。

(3)定时巡视病房,观察婴儿喂养情况,如婴儿安静入睡超过 3 小时者,提醒产妇唤起婴儿进行哺乳。

(4)护士随时指导产妇进行母乳喂养,教会产妇母乳喂养的技巧。

(5)喂奶前指导产妇用清水清洁乳头,切忌用肥皂、酒精刺激,哺乳后涂乳汁于乳头,以防乳头皲裂。

(6)护士每日检查产妇乳房泌乳情况,发现乳房肿胀后,教会并指导产妇做乳房操,保持乳管通畅,并挤出多余奶水。

(7)遇乳头皲裂者,指导产妇先喂健侧,再喂患侧。喂奶后涂乳汁于乳头,促进乳头修复。

新生儿护理常规

（1）室内保持整齐、清洁、空气新鲜、阳光充足，室温 22～24℃，湿度 50%～60%。

（2）新生儿入室后，护理人员应了解其出生情况，核对手条。

（3）4～8 小时应测体温，体温不升可用热水袋保暖，水温为 50℃，用布包好放在襁褓外，以免烫伤，也可放入母亲怀中哺乳，并使体温升到正常。体温在 37℃ 以上者，每 4 小时测体温 1 次；体温 39.5℃ 以上者，给予物理降温，并增加哺乳的次数；体温正常者，每日测体温 2 次。

（4）生后 2 小时后检查脐带，如发现渗血，消毒后用止血钳夹住止血，24 小时后暴露脐带，每日用 75% 酒精清洁脐根部，促使干燥，避免大小便污染。

（5）保持皮肤清洁，每日洗澡一次，检查有无局部感染。如发现脓疱，用 75% 酒精棉签将其擦破，并清除脓液，保持局部皮肤干燥。每次大便后用温水洗净臀部，擦鞣酸软膏以防臀红。

高危儿护理常规

1. 高危儿范畴

(1)母亲患有糖尿病、心脏病、慢性高血压、肾炎、母儿血型不合、肝炎等;既往有习惯性流产史、不良产史。

(2)母亲在妊娠期患有先兆子痫、前置胎盘、胎盘早剥、羊水过多、羊水过少、胎儿宫内缺氧、胎膜早破、多胎、胎儿宫内发育迟缓等。

(3)分娩时发生滞产、急产、难产、宫内感染、脐带脱垂、羊水粪染等。

(4)新生儿为早产、过期产、高出生体重儿、低出生体重儿、新生儿窒息等。

2. 护理 根据新生儿出生时的情况,有转科指征的及时转儿科新生儿病房诊治。留在母婴同室者做以下护理:

(1)详细了解妊娠期及分娩前后的情况,做到对新生儿的情况心中有数。

(2)娩出后即刻肌内注射维生素 K_1 2mg,防止颅内出血。

(3)保暖:根据不同胎龄和体重给予适宜的保暖措施。

(4)抬高头部,侧卧位。密切观察病情变化,注意体温、呼吸、哭声、呕吐、抽搐、面色及精神状态等情况,必要时给氧。

(5)供氧窒息复苏后的新生儿,入室后常规以漏斗及面罩供氧,氧浓度 30% ~ 48% 。至面色红润为止。

(6)保持安静,一切操作要轻柔,如不能沐浴,可给予擦浴。

(7)面部、头部皮肤损伤处,保持局部清洁、干燥。

(8)血糖监测:对糖尿病母儿或巨大儿要提前喂糖水、开奶,行血糖监测(生后1/2、1、2、4、6 小时),血糖应维持在 2.24mmol/L(40mg/dl)。

(9)抗生素治疗:对于有羊水粪染及宫内感染的新生儿给予预防性抗生素治疗。用药前检测新生儿血象,了解感染程度,严重者转儿科治疗。

(10)喂养及常规护理同正常新生儿。

第一章

新生儿常见症状

第一节　新生儿窒息

1. 病因

(1)胎儿宫内缺氧

1)孕妇患有疾病(心脏病、高血压、糖尿病、肾病、血液病等)。

2)胎儿发育异常(低体重、畸形等)。

3)胎盘因素(胎盘早剥、前置胎盘等)。

4)脐带因素(打结、缠绕、脱垂等)。

(2)产程中胎儿缺氧

1)产程时间过长(滞产、第二产程延长、母体衰竭等)。

2)脐带受压(脐带脱垂、脐带过短、脐带绕颈等)。

3)宫缩过强(强直性宫缩、急产等)。

4)产程中用药不当(镇静药、麻醉药)。

(3)新生儿出生时的第一口呼吸未能及

时建立。

2. 诊断标准　生后1分钟阿氏评分8～10分无窒息,4～7分为轻度窒息,0～3分为重度窒息。如出生1分钟无窒息,5分钟<6分者为重度窒息。

3. 处理原则

(1)复苏原则:准备好抢救器械(辐射台,氧气,吸痰管,喉镜,插管,气囊)、药品等置于即用状态。

特别提示　复苏越早,成功机会越高,要争分夺秒。

(2)复苏过程

1)评价主要基于呼吸、心率和肤色3个指标。每30秒就要评价一次。

2)如有呼吸,心率>100次/分,肤色为中心性发绀,可通过面罩给90%～100%的常压氧。

3)如呼吸有暂停或心率<100次/分,应进行90%～100%的正压人工呼吸给氧。

4)如心率<60次/分,进行正压人工呼吸的同时做胸外按压。

5)如心率仍<60次/分,则使用1:10000肾上腺素,0.1～0.3ml/kg,经气管插管或脐

静脉给药,重复给药需间隔 3~5 分钟。

6)整个复苏过程需要气管插管时,都应积极插管。

7)复苏困难应转儿科监护室,并进一步除外发育畸形。

(3)复苏后处理

1)保暖,保持安静,保持呼吸道通畅。

2)保持侧卧位,监测呼吸、心率、肤色,面色转红后停止供氧。

4. 护理要点

(1)严密观察病情。

(2)预防并发症。

(3)争取最佳预后。

第二节　新生儿高胆红素血症

1. 定义　多种病因引起体内血清胆红素浓度过高,致皮肤、黏膜黄染的病症。

2. 临床表现与诊断

(1)面部及全身皮肤出现黄染。

(2)血胆红素水平:足月儿 >220.6μmol/L (12.9mg/dl),早产儿 >255μmol/L(15mg/dl)。

3. 治疗

(1)治疗引起黄疸症状的原发病灶。

(2)退黄治疗:药物、光疗、换血治疗等。

第三节　新生儿溶血病

由于母婴血型不合,母亲的血型抗体通过胎盘引起胎儿、新生儿红细胞破坏导致新生儿溶血病。

1. 病因

(1)孕母为 O 型血,胎婴儿为 A 或 B 型血。

(2)母血为 RH(-),胎婴儿血为 RH(+)。见于经产妇,或有过输血、流产史的产妇。

2. 诊断

(1)病史:既往新生儿中有重症黄疸,贫血,死胎,死产史;原有接受输血或流产史。

(2)临床表现:黄疸出现早(24 小时内),发展快,程度高,伴贫血、水肿等。

(3)实验室检查

1)血常规:Hb 下降,网织红细胞增高,有核红细胞增多。

2)血清间接胆红素增高。

(4)免疫血清学检查:生后 3~7 天内取血 2ml 和母血 4ml 送检。

1)母子 RH 血型配合:用母血清和新生儿红细胞做盐水介质、木瓜酶、胶体介质及抗人球蛋白间接试验,有一项阳性即可诊断为 RH 溶血病。然后测定抗体及其效价。

2)母子 ABO 血型不配合者用母血清与新生儿红细胞做以下实验:①部分中和抗人球蛋白间接实验,如阳性者为 ABO 溶血病。②溶血效价在 1:8 以上即为可疑。③抗 A、抗 BIgG 效价在 1:64 以上者为可疑 ABO 溶血病。

3. 治疗

(1)退黄治疗(药物、光疗、换血),积极预防核黄症。

(2)纠正贫血。

4. 预防　及早诊断,及时治疗。

第四节　新生儿红细胞增多症

新生儿期检测静脉血血细胞比容 >65%,并表现皮肤发红、黄疸或精神淡漠、肌张力减低等症状即可诊断为新生儿红细胞增多症。

1. 临床表现及诊断

(1)患儿出现心、肺、中枢神经、胃肠道

及内脏方面的症状。如呼吸急促、心力衰竭、肌张力增高、惊厥、呕吐、少尿等。

(2)出生后 1 周内新生儿的静脉血 HCT > 65%；外围血 HCT > 70% 或 Hb > 220g/L 时可诊断。

2. 治疗　有症状者部分换血治疗。

3. 预防　加强喂养，及早发现，积极治疗。

第五节　新生儿出血症

新生儿出血症是由维生素 K 缺乏所致的局部或全身轻重不一的出血症。

1. 临床表现及诊断

(1)常发生于出生后 2～6 天，母乳喂养儿多见。

(2)有临床出血症状，常见脐带残端、胃肠道和皮肤出血；少见穿刺部位、肺部、阴道出血及尿血。

(3)凝血酶原时间及部分凝血活酶时间延长，血小板计数、出血时间正常。

2. 治疗

(1)维生素 K_1 1～5mg 肌内或静脉注射。

（2）消化道出血可给予云南白药,重症可适当限食或禁食。

（3）脐部渗血可局部用止血消炎药粉。

3. 预防

（1）出生后注射维生素 K_1 2mg。

（2）出生后 3 个月内每 2 周口服维生素 K_1 1mg。

第六节　新生儿低血糖

1. 定义　新生儿低血糖症一般指足月儿出生 3 天内全血血糖 < 1.67mmol/L（30mg/dl）;3 天后 <2.2mmol/L（40mg/dl）;低体重儿出生 3 天内 < 1.1mmol/L（20mg/dl）;1 周后 <2.2mmol/L（40mg/dl）。

特别提示	目前认为凡全血血糖低于 2.2mmol/L（40mg/dl）可诊断为新生儿低血糖症。

2. 临床表现

（1）生后数小时到 1 周内,表现精神差,拒乳、阵发性青紫、昏迷、眼球异常转动,有时多汗、苍白、体温不升,重者惊厥发作。

(2)无症状性低血糖,尤其多见于早产儿,易被忽视或延误处理。

3. 治疗

(1)无症状低血糖:加强喂养,寻找原因。4～6小时后血糖仍低,静脉给葡萄糖治疗。

(2)出现症状的低血糖:立即静脉给25%葡萄糖2ml/kg,速度为1ml/min。继续静滴10%葡萄糖,速度3～5ml/(kg·h),滴入量为5～8mg/(kg·min),以维持正常血糖水平[2.75～3.34mmol/L(50～60mg/dl)]。

4. 护理要点

(1)严密观察体温、呼吸、皮肤颜色及病情变化。

(2)注意保暖,根据体重、体温情况,可给予温箱或热水袋保暖。

(3)对易发生低血糖的高危儿加强观察。

(4)提早开奶,早发现,早治疗。

5. 护理措施

(1)观察患儿的神志、哭声、呼吸、肌张力及抽搐情况。如发现呼吸暂停,立即给予拍背、弹足底等初步处理。

(2)根据患儿缺氧程度合理给氧。

(3)注意保暖,减少患儿氧耗。

(4)出生后即早吸吮,早产儿、巨大儿出生后遵医嘱喂葡萄糖水。

6. 预防

(1)糖尿病母儿出生后立即喂10%葡萄糖,并监测血糖。

(2)对可能发生低血糖者,生后1小时开始喂(或鼻饲)5%~10%葡萄糖,生后2~3小时喂奶,24小时内每2小时1次。对体重小于2kg或窒息儿复苏困难或延长时,尽快喂5%~10%葡萄糖2~6ml/kg。

第七节 咽下综合征

新生儿出生后即出现呕吐,进食后呕吐加重,呕吐内容为羊水,也可带血,持续1~2天自愈。

1. 临床表现及诊断

(1)出生后即呕吐,呕吐物为泡沫黏液状,有时带绿色或咖啡色,开奶后呕吐加重。

(2)一般情况好,无呛咳,无发绀症状,体检腹不胀,无胃和肠型。

(3)胎便排出正常。

(4)呕吐物或大便中的血加水搅匀,使

之溶血,沉淀后,取上清液 5 份,加氢氧化钠 1 份(APT 试验),1 ~ 2 分钟后观察,若呈棕黄色为母血,呈红色为新生儿血。

2. 治疗

(1)常在 1 ~ 2 天自愈。

(2)呕吐重者可给予 1% 碳酸氢钠溶液洗胃。

第八节 新生儿尿布疹

1. 病因 儿童与成人皮肤的 pH 均 <5,如此可保护皮肤免于受到不正常细菌的侵袭。刚出生时,新生儿皮肤的 pH 约为 6.34,出生后 4 天左右才下降至 4.95 左右。

尿布与皮肤间的摩擦,粪便对皮肤的刺激,尿胶酸、清洁剂及潮湿物附着于皮肤而伤害皮肤角质层,因此,需要建立上皮细胞的屏障以保护及治疗尿布疹。

2. 皮肤的护理

(1)小心选择尿布,可减少尿布疹发生的机会。

(2)保持臀部清洁,勤换尿布。

(3)保持臀部皮肤干燥,可使用维生素 A、维生素 D 或氧化锌药膏等涂抹患部,若皮肤破损严重,可加上烤灯距离臀部40～50cm 照射。

(4)正确使用尿布,勤更换。

第二章

母婴同室操作

一、新生儿预防接种

1. 卡介苗接种

（1）皮内注射方法：消毒左侧三角肌外缘下端皮肤，消毒后做皮内注射，剂量为0.1ml。

特别提示　进针不宜太深，以免引起局部深部溃疡或附近淋巴结肿大。出生24小时以后接种。

（2）注意事项

1）卡介苗应冷藏在2～8℃冰箱内，出箱后立即接种。

2）注射器应无菌，干燥，每人一副针筒。

3）不能在阳光下接种。

4）接种前要摇匀菌苗，注射剂量要准确。

5）菌苗为低度毒性结核杆菌,剩余菌苗不可乱丢,连同接种用的针筒等物品用10%清洗消毒剂消毒处理。

2. 乙肝疫苗接种

（1）新生儿母亲为HBsAg阴性的新生儿接种3针,按照0、1、6个月程序,第1针按10μg接种,第2、第3针均为5μg接种。

（2）母亲为HBsAg阳性的新生儿3针均为10μg接种(父亲为HBsAg阳性的新生儿按母亲为HBsAg阳性的接种剂量进行接种)。

（3）接种部位:新生儿为大腿前部外侧肌肉内,儿童和成人于上臂三角肌中部肌内注射。

（4）接种禁忌:接种者为严重过敏体质,对疫苗有严重的过敏反应史者(如荨麻疹,呼吸困难,口和咽喉部水肿,血压下降、休克)不要接种。早产儿、脏器畸形、黄疸或患有急性严重疾病者应缓种。具体还请参阅疫苗使用说明书。

（5）注意事项

1）应避免将乙肝疫苗与其他疫苗在一个注射器内混合后接种。

2）乙肝疫苗在使用前要充分摇匀,使疫苗液中的氢氧化铝胶体完全悬浮。如果未能将乙肝疫苗中氢氧化铝胶体完全悬浮摇匀,或因贮藏不当导致氢氧化铝胶体呈块状,其接种效果将明显降低或完全失效。

3)如乙肝疫苗瓶破裂,容量不足,变质,有摇不散的凝块,超过有效期,均不得使用。

4)乙肝疫苗不得冻结,冻融后的乙肝疫苗不得使用。

二、新生儿沐浴

(1)为新生儿沐浴前应剪短指甲,摘掉戒指、手表等硬物,避免划伤婴儿。

(2)评估婴儿身体状况:包括皮肤、脐部、哺乳情况,动作轻柔,注意保暖。

(3)操作前向家长充分解释婴儿沐浴的好处及注意事项。

(4)检查环境安全、安静、整洁、舒适,关闭门窗。室温 26～28℃,水温 39～41℃。按需要备齐用物,放置在合理位置。六部洗手法洗手。

(5)操作时解开包被,将婴儿头枕在护士左手腕上,并用拇指和中指捏住婴儿双耳(防止水流入耳孔),清洗脸部、眼角、嘴角,然后清洗头部,按情况使用沐浴液。

(6)脱掉衣服,解下尿布,再次检查全身情况,清洗脸部、上肢、躯干、下肢。注意清洗腹股沟及外生殖器等皱褶部位时,应反复清洗干净,最后洗背部和臀部。

(7)将婴儿全身擦干,用酒精消毒脐根部,在颈下、腋窝、腹股沟的部位擦爽身粉,臀部擦鞣酸软膏,兜好尿布,为婴儿将衣服穿好。

(8)操作后将用物分类处理,并指导产妇学习。

三、新生儿测体重

(1)为新生儿测体重前应剪短指甲,摘掉戒指、手表等硬物,避免划伤婴儿。

(2)评估婴儿身体状况:包括皮肤、脐部、哺乳情况,动作轻柔,注意保暖。

(3)在新生儿专用电子秤上覆盖一次性检查垫,将测量刻度归零。

(4)检查环境安全、安静、整洁、舒适,关闭门窗。室温 26~28℃。脱掉衣服,解下尿布,将婴儿抱至电子秤上,一只手注意保护婴儿,防止从电子秤上坠落,待婴儿安静后电子秤刻度不变时,记录准确体重。

(5)为婴儿兜好尿布,将衣服穿好。更换一次性检查垫。

(6)记录婴儿体重,并填写于新生儿体温单上。

第四篇
计划生育护理

第一章

不孕症

1. 定义　凡婚后未避孕、有正常性生活,同居 2 年而未妊娠者,称为不孕症。

2. 分类

(1)婚后未避孕且从未有过妊娠者称为原发不孕。

(2)若曾有过妊娠史,而后未避孕连续 2 年未孕者称为继发不孕。

(3)夫妇一方有先天或后天解剖生理方面的缺陷,无法纠正而不能妊娠者称绝对不孕。

(4)夫妇一方因某种因素阻碍受孕,导致暂时不孕,一旦得到纠正仍能受孕者称相对不孕。

3. 病因

(1)女方因素:排卵障碍、输卵管因素、子宫因素、外阴阴道因素。

(2)男方因素:精液异常、妨碍精子运送因素、免疫因素。

(3)男女双方因素:缺乏性生活的知识、夫妇双方过分焦虑不孕而造成精神紧张及免疫因素。

4. 护理措施

(1)增强体质、增进健康。

(2)矫正营养情况,避免过胖、过瘦。

(3)消除紧张、焦虑和精神压力。

(4)生活规律,戒烟戒酒。

(5)讲解必要的性生理知识,知道正确的性生活常识。

1)指导掌握预测排卵的方法,利用排卵前后最易受孕的日期,合理安排性生活,以达到理想受孕的目的。

2)指导性生活和谐,有正常的规律。

3)子宫后位性交时宜抬高臀部。

第二章

计划生育操作技术及护理

一、生殖辅助技术

又称助孕技术,指将精子、卵子和胚胎在体外进行操作处理后送入人体以内,以帮助不孕夫妇生育的一系列技术,包括人工受精、输卵管配子移植和体外受精－胚胎移植等。

1. 术前准备　体外受精－胚胎移植患者的准备。

(1)严格掌握适应证。

(2)"三证"齐全。

(3)知情同意。

(4)基础内分泌情况的评价,为促排卵方案的选择做准备。

(5)完善常规化验,排除禁忌证。

(6)男方精液检查。

2. 护理措施

(1)心理支持。

1）同情、移情患者。

2）为患者夫妇的隐私保密。

3）鼓励与相似经历的人交流。

4）提供与其相适应的辅助生育技术。

5）向患者解释诊断性检查可能带来的不适。

（2）指导用药。

（3）教会提高妊娠率的技巧。

（4）一起讨论影响决策的因素。

1）治疗的困难程度。

2）成功的可能性。

3）经济问题。

4）帮助和分析比较几种人工辅助生育技术。

（5）告知不孕症治疗的结局。

1）治疗失败，妊娠失败。

2）治疗成功，发生妊娠。

3）治疗失败，停止治疗。

（6）人工受精：指定专人随访，设立随访表，内容应包括：姓名、病历号、联系方式、最后诊断、治疗方案、治疗日期、黄体支持方案与实施情况、生化妊娠、临床妊娠、胎儿发育、分娩日期、新生儿基本情况等。记录详实，存档保留。

二、上环术

1. 术前准备

(1)术前 3 日避免性生活。

(2)月经干净后 3～7 天。

(3)人流术后可立即放置(不推荐),也可术后 1 个月放置。

(4)剖宫产半年、正常产后 3 个月,但闭经、哺乳期应除外妊娠。

(5)含孕激素环应在月经第 3 天放置。

(6)用于紧急避孕,在无保护性交 5 天内放置。

(7)术前排空膀胱,测量血压、脉搏。测体温,不超过 37.5℃。

(8)受术者签知情同意书。

2. 健康指导

(1)术后休息 2 天,1 周内避免重体力劳动。

(2)随访时间:放置 1、3、6、12 个月及以后每年一次。检查月经情况、IUD 尾丝、生殖道的情况,B 超最为准确。

(3)注意个人卫生,2 周内禁止性生活和盆浴,可采用淋浴和擦浴。适当休息,减轻劳动,以免环脱出。

(4)放置后3个月内在大便后或经期中要注意,环有无脱落,如有脱落需要采取其他避孕方法,在下次月经后再放环。

(5)放置带尾丝节育器者,经期不使用阴道棉塞。

(6)术后出血多、腹痛明显、白带异常,应及时就诊。

(7)告知使用年限及随访时间。

3. 手术操作步骤

(1)术者穿手术用衣裤,戴帽子、口罩,常规刷手,戴消毒套袖及手套。

(2)受术者取膀胱截石位,常规冲洗,消毒外阴及阴道。

(3)常规铺消毒巾、套腿套、垫治疗巾、铺无菌孔巾。

(4)阴道双合诊检查。查明子宫大小、位置、倾屈度及附件情况后,换无菌手套。

(5)用窥器暴露阴道和宫颈,拭净阴道内积液。

(6)消毒液消毒宫颈及阴道穹隆。

(7)子宫颈钳钳夹宫颈前唇或后唇。

(8)拭净黏液后,用棉签蘸消毒液消毒宫颈管。

(9)子宫探针沿子宫方向探测宫腔深

度,遇有剖宫产史和宫颈管异常时,应探查宫颈管长度。

(10)根据宫颈口的松紧和选用节育器的种类与型号大小,决定是否扩张宫颈口,如宫型节育器、V型节育器、金塑铜环、药铜环165等,应扩至5.5～6号。

(11)撕开选用的节育器外包装袋,取出节育器。有尾丝者测量尾丝总长度。如使用消毒液浸泡的节育器,应用无菌生理盐水或注射用水冲洗。

(12)将准备放置的节育器告知受术者,并示以实物。

(13)缓缓牵拉宫颈,拉直子宫轴线。

(14)置入节育器。

(15)撤出宫颈钳,拭净血液,取出窥器。手术完毕。

(16)填写宫内节育器放置记录表。告知受术者注意事项。

三、取环术

1. 术前准备

(1)化验:血、尿常规,出凝血时间、抗感染筛查(梅毒、艾滋病、乙肝、丙肝),术前应做妇科检查、阴道分泌物检查。

（2）取出时间：月经干净 3～7 天、人工流产时取出、出血多时随时取出、围绝经期月经紊乱或停经半年后。

（3）核实节育器的种类及时间，确定节育器是否在宫腔内（X 线检查或 B 超检查）。

（4）术前排空膀胱，测量血压、脉搏、体温。

（5）受术者签知情同意书。

2. 无尾丝宫内节育器操作步骤

（1）～（8）同上环术"手术操作步骤"（1）～（8）。

（9）探针探查宫腔深度，同时轻轻探查节育器在宫腔内的位置。

（10）视宫口情况和所放置节育器的种类，酌情扩张宫口。

（11）用取出器（取环钩或取器钳）钩住节育器的下缘或钳住节育器的任何部位轻轻拉出，如遇困难，须扩张宫口，切勿强拉，以免损伤宫壁。

（12）必要时将带出的子宫内膜送病理检查。

（13）环形节育器部分嵌顿肌壁内，可牵拉金属环丝，见环结后剪断取出，以免部分残留。

（14）如节育器嵌顿、断裂、残留,可用取器钳夹取或在 B 超监测下取出,亦可在宫腔镜下取出。

（15）节育器异位于子宫外者,应在腹腔镜下或改用开腹手术取出。

（16）填写节育器取出术记录表,告知受术者注意事项。

3. 有尾丝宫内节育器操作步骤

（1）～（8）同上环术"手术操作步骤"（1）～（8）。

（9）用钳或镊子在近宫颈外口处夹住尾丝,轻轻向外牵拉取出宫内节育器。

（10）如尾丝断裂,按无尾丝宫内节育器取出法取出。

（11）T 形节育器横、纵臂嵌顿颈管造成取出困难时,可酌情扩张宫口,用止血钳、取器钳夹住 T 形节育器纵臂向宫腔内推入约 1cm,旋转后即可顺利取出。

（12）凡取出断裂的节育器应核对是否完整。

（13）填写节育器取出术记录表,告知受术者注意事项。

4. 健康指导

（1）休息 1 天,取出困难者可酌情增加休息时间。

(2)2 周内禁止性生活及盆浴。

(3)指导落实其他避孕措施。

(4)如有出血、腹痛、发热随时就诊。

四、人工流产术

1. 术前准备

(1)做人流术前 1 周内应避免性生活。

(2)术前 1 日要洗澡、更衣,避免着凉和感冒。

(3)化验:血、尿常规,出凝血时间、抗感染筛查(梅毒、艾滋病、乙肝、丙肝)。

(4)手术当日:手术当天早晨禁食、水。

(5)测量血压在 150/100mmHg 以上、血红蛋白在 80g/L 以下、体温超过 37.5℃时应停止手术。

(6)受术者签知情同意书。

(7)术前排空膀胱。

2. 手术操作步骤

(1)术者穿手术用衣裤,戴帽子、口罩。常规刷手并戴无菌袖套及手套,整理手术器械。

(2)受术者取膀胱截石位。常规冲洗外阴及阴道,消毒方法和顺序同上环术。

（3）常规铺巾。

（4）复查子宫位置、大小、倾屈度及附件情况，更换无菌手套。

（5）窥器扩开阴道，拭净阴道积液，暴露子宫颈，2.5%碘酒及75%乙醇或碘伏等消毒液消毒宫颈及穹隆，用宫颈钳钳夹宫颈前唇或后唇。

（6）探针依子宫方向探测宫腔深度及子宫位置。

（7）用宫颈扩张器以执笔式逐号轻轻扩张宫口（扩大程度比所用吸管大半号至1号）。如宫颈内口较紧，应避免强行扩张，可加用润滑剂。

（8）吸管及负压的选择。

特别提示 根据孕周及宫颈口大小，选择适当号的吸管，负压一般为53～66kPa（400～500mmHg）。

（9）吸引

1）将吸管与术前准备好的负压装置连接，试负压。

2）依子宫方向将吸管徐徐送入宫腔，达宫底部后退出少许，寻找胚胎着床处。

3）开放负压53～66kPa（400～

500mmHg),将吸管顺时针或逆时针方向顺序转动,并上下移动。

(10)必要时可用小刮匙轻轻地刮宫底及双角,检查是否已吸干净。测量术后宫腔深度。

(11)用纱布拭净阴道,除去宫颈钳,取出阴道窥器。如须放置宫内节育器,可按常规操作。

(12)手术结束前,将吸出物过滤,检查吸出胚胎及绒毛组织是否完全,并测量出血量及组织物的容量。

(13)术后填写手术记录,告知受术者注意事项。

3. 健康指导

(1)术后患者首先要休息,如应用麻醉镇痛技术,需等完全清醒后方可喝水、进食及服用术后抗感染和促进子宫收缩的药物。

(2)保持外阴清洁。2周内不可以盆浴,可以淋浴。因为盆浴可以为逆行感染创造条件。

(3)术后休息2周,1个月内禁止性生活。

(4)避免过度劳累:术后过度劳累不利于体力恢复。

(5)补充营养:食用含蛋白质及维生素丰

富的食品,可以帮助身体尽快恢复到最佳状态。

(6)术后阴道出血多、腹痛、发热随时就诊,术后 14 天仍有出血应进一步就诊,来一次正常月经后到门诊复查。

(7)做好避孕指导。

五、米非司酮 + 米索前列醇引产术

1. 适应证 终止 10~16 周宫内妊娠。

2. 术前准备

(1)化验:血、尿常规,出凝血时间、抗感染筛查(梅毒、艾滋病、乙肝、丙肝),肝、肾功能,做心电图、血型检查。

(2)B 超检查确定孕周及胎盘附着部位。

(3)术前 3 日内禁性生活。

(4)术前测体温。

(5)手术前日:备皮(上至剑突,下至两大腿上 1/3,两侧至腋中线,外阴部)。

3. 用药方法

(1)用药第 1、2 天早、晚各服米非司酮 50mg,总量 200mg。

(2)用药第 3 天晨阴道置卡孕栓 1.0mg,3 小时后根据宫缩及宫颈评分重复给药,总量不超过 5mg,或于给药第 3 天晨口服米索前列醇 600µg,3 小时后根据宫缩及宫

颈评分重复给药,总量不超过 1800μg。

4. 用药后观察

(1)注意药物副作用:恶心、呕吐、腹痛、腹泻、头晕、过敏反应等,观察血压、脉搏变化,阴道出血量。

(2)观察宫缩及产程进展:如用前列腺素后宫缩过强而宫口不开时,应停止给药,并可肌注杜冷丁 100mg,因为过强宫缩可引起子宫破裂。

(3)胎儿、胎盘娩出,需无菌操作,检查娩出胎儿、胎盘、蜕膜是否完整排出。

(4)阴道出血量多,胎盘娩出不全及胎膜娩出不全,及时刮宫。

(5)胎儿、胎盘排出 24 小时后无阴道出血一般不需要清宫手术,但对随诊有困难者应放宽清宫指征。

(6)详细填写记录表格。

5. 健康指导

(1)1 个月内避免性生活及盆浴,注意保护外阴清洁,防生殖道感染。

(2)感觉不适时门诊随诊。

(3)发生阴道活动性出血,出血量多于月经量,出血时间超过 3 周,持续性腹痛、发热均应随时就诊。

（4）出院前告知注意事项及随访时间，妊娠周数大而引产者出院前常规检查宫颈及阴道后穹隆有无裂伤。

（5）做好避孕指导。

（6）退奶。

六、利凡诺羊膜腔内注射引产

1. 术前准备

（1）术前3天内禁性交。

（2）化验：血、尿常规，出凝血时间、抗感染筛查（梅毒、艾滋病、乙肝、丙肝），肝、肾功能，阴道清洁度、滴虫、霉菌、衣原体检查，做X线片、心电图、血型检测等。

（3）B超检查确定孕周及胎盘附着部位和做穿刺点定位。

（4）孕妇要求由丈夫或亲属陪同，未婚者需有身份证件并由法律保护人陪同，主管医师向受术者家属或监护人交待引产过程及可能发生的并发症，受术者签署手术知情同意书。

（5）利凡诺过敏试验：1∶4000滴眼，1∶5000皮试。

（6）术前备皮（上至剑突，下至两大腿上1/3，两侧至腋中线，外阴部）。

（7）术日测体温在 37.5℃ 以下。

2. 术后观察

（1）注意体温变化，应每 4 小时测体温 1 次，多数孕妇于注药后 24～48 小时出现低热（38℃ 左右），一般不需要处理。体温多在短时间内或分娩后恢复正常，偶有轻微恶心。

（2）严密观察宫缩及产程进展情况，一般用药后 12～24 小时开始宫缩，胎儿、胎盘约在用药后 48 小时娩出。第一次用药失败者，可于 72 小时后第二次用药。两次失败者应改用其他方法终止妊娠。

（3）严密观察药物不良反应，记录体温、脉搏、呼吸、血压、宫缩、阴道出血、阴道流水情况，凡体温 39℃ 以上或白细胞计数大于 $20 \times 10^9/L$ 时给予抗生素。

（4）规律宫缩后应严密监护孕妇状态，临产前送入产房待产，孕周小待胎儿自然流产，孕周大按分娩机转接生，注意保护会阴，外阴用消毒液冲洗消毒，臀部铺上无菌巾。

（5）胎儿娩出后常规肌注缩宫素 10U，如出血不多可待胎盘自行娩出。半小时胎盘不娩出或阴道出血增多，应立即进行刮宫术。

（6）按正常分娩接生，引产后认真检查胎膜是否完整，软产道有无损伤。若有异常及时报告医师,并配合处理。

(7)保持外阴清洁,每天擦洗,及时更换卫生巾。

(8)按常规退奶,术后 1 个月到医院复查,并落实计划生育措施。

(9)胎盘娩出后仔细察看胎盘、蜕膜是否完整,可疑部分胎盘残留及蜕膜、胎膜残留均应行刮宫术。

(10)流产后常规检查宫颈、阴道有无裂伤,发现轻度裂伤及时缝合,流产后 1 小时测血压、脉搏及出血量。

(11)详细填写引产记录。

(12)引产后给予抗生素预防感染及宫缩药,回奶药。

(13)每日观察体温、恶露、出血量、子宫复旧情况及宫体压痛。

3. 操作步骤

(1)手术操作应在手术室或产房进行。

(2)术者穿手术用衣裤,戴帽子、口罩,常规刷手,戴无菌手套。

(3)受术者术前排空膀胱。

(4)孕妇取平卧位,月份大者可取头稍高足低位。腹部皮肤用碘酒、乙醇或碘伏消毒,并铺无菌孔巾。

(5)选择穿刺点:将子宫固定在下腹部正中,在子宫底两三横指下方中线上(或中线两侧),选择囊性感最明显的部位,或根据B超定位选择穿刺点,尽量避开胎盘附着处。

(6)羊膜腔穿刺:用7号带芯的腰椎穿刺针,从选择好的穿刺点子宫壁垂直刺入,当穿刺针进入羊膜腔后,拔出针芯即有羊水溢出。如见血液溢出,暂勿注药,调整穿刺部位、方向、重复穿刺,不得超过2次。

(7)注药:准备好装有利凡诺药液的注射器,与穿刺针相接,注药前先回抽少量羊水,药液与羊水混合后呈絮状。确认针头在羊膜腔内,然后注入药液。

(8)拔出穿刺针,注完药液后,回抽少量羊水再注入,以洗净注射器内的药液,然后插入针芯迅速拔针。针眼处盖无菌纱布,压迫片刻后胶布固定。

(9)填写中期妊娠引产记录。

4. 健康指导

(1)1个月内禁性生活和盆浴。

(2)指导避孕方法。

(3)1个月后门诊随诊。

(4)流产后阴道出血多,有组织物排出、发热、腹痛随时就诊。